reinhardt

Uli Zeller

Lachen ist die beste Medizin

Humorvolle Geschichten
zum Vorlesen bei Demenz

2. Auflage

Ernst Reinhardt Verlag München

Uli Zeller, Krankenpfleger und Theologe, arbeitete mehrere Jahre in der ambulanten und stationären Altenhilfe. Seit 2008 ist er als Betreuer und Seelsorger in einem Altenheim in Singen tätig. In seiner Kolumne „Uli & die Demenz“ auf www.die-pflegebibel.de gibt er regelmäßig Anregungen und Tipps zum Thema Demenz.

Bibliografische Information der Deutschen Nationalbibliothek

Die Deutsche Nationalbibliothek verzeichnet diese Publikation in der Deutschen Nationalbibliografie; detaillierte bibliografische Daten sind im Internet über <http://dnb.d-nb.de> abrufbar.

ISBN 978-3-497-02975-4 (Print)
ISBN 978-3-497-61359-5 (PDF-E-Book)
ISBN 978-3-497-61360-1 (EPUB)

Printed in EU
Covermotive: © iStock.com/nito100 (Keks) und © BillionPhotos/Fotolia (Tasse)
Satz: FELSBERG Satz & Layout, Göttingen

Ernst Reinhardt Verlag, Kemnatenstr. 46, D-80639 München
Net: www.reinhardt-verlag.de E-Mail: info@reinhardt-verlag.de

Inhalt

Männer und Frauen

Handwerk und Hobby

Ganz schön frech

Vom Heiraten und Kinder kriegen

Demenz und Humor

Was passiert bei einer Demenz? Ich greife dafür gerne auf folgendes Bild aus meinem Buch „Menschen mit Demenz begleiten, ohne sich zu überfordern“ (2016, Brunnen-Verlag) zurück: Das Leben ist wie ein Stapel Geldscheine. Sie lernen Menschen kennen, zuerst Ihre Eltern, dann die Geschwister, Freunde, Schul- und Arbeitskollegen – dann Ihre Partner, Ihre eigenen Kinder, Enkel und Urenkel. Jede dieser Beziehungen ist ein neuer „Schein“. Dieser legt sich auf den bisher erworbenen Stapel.

Ebenso ist es mit allem, was Sie im Leben lernen. Zuerst lernen Sie Ihre Muttersprache, dann vielleicht eine Fremdsprache. Später einen Beruf. Dann die Fähigkeiten, die Sie brauchen, um eine gute Partnerschaft zu führen, eine gute Mutter oder ein guter Vater zu werden. Auch das sind Scheine. „Kapital“, das sich auf dem „Stapel des Lebens“ anhäuft. All diese „Geldscheine des Lebens“ türmen sich von unten nach oben auf.

Die Demenz lässt sich nun vergleichen mit einem Wind, der über diesen Stapel hinweg fegt: Sie weht nun einen Schein nach dem anderen fort – in umgekehrter Reihenfolge. Zuerst vergisst der Betroffene den Namen seiner Kinder, dann den seines Ehepartners. Und erst zuletzt die Namen seiner Eltern. Bevor er die Muttersprache verlernt, wird er sich nicht mehr in der Fremdsprache äußern können, die er erst viel später gelernt hat.

So ähnlich ist es auch mit dem Humor. Ein Baby lächelt erst. Später folgt das laute, schallende Lachen. Ein

Kind wird zunächst über einfache Witze und über Worte, die lustig klingen lachen, bevor es Ironie versteht. Die Fähigkeit, Witze zu machen und Spaß zu verstehen, bildet sich erst im Laufe des Lebens aus. Durch eine Demenz werden auch diese „Scheine“ von oben nach unten weggeweht.

Seien Sie also nicht entmutigt, wenn Sie eine lustige Geschichte vorlesen und Ihr Zuhörer nicht laut lacht. Ein kleines Schmunzeln kann schon ein großer Erfolg sein.

Es ist übrigens kein Naturgesetz, dass vom Stapel des Lebens während einer Demenz immer nur Scheine verschwinden. Plötzlich kann ein Schein wieder da sein, der zuvor fortgeweht war. Eine Frau mit Demenz etwa riecht verbranntes Holz und sie beginnt zu lächeln. Schelmisch. Denn der Geruch des Holzes erinnert sie daran, als sie vor vielen Jahren ihren Mann gebeten hatte, die Holzhütte im Garten zu reparieren. Als er es nicht tat, wurde es ihr zu dumm. Kurzerhand nahm sie Papier und Streichhölzer – und brannte die Hütte nieder. „Und niemand hat je gemerkt, dass ich das war“, grinst sie.

Gemeinsames Lachen entlastet einige Augenblicke von manchen Sorgen. Sogar von einer Demenz.

Außerdem gebe ich zu bedenken: Humor und Witze sind nicht das Gleiche. Witze „funktionieren“, weil man sie nach gewissen Gesetzmäßigkeiten erzählt. Aber auch wenn jemand über Witze nicht mehr lachen kann, kann er ein humorvoller Mensch sein. Humor hat mit dem Wesen des Menschen zu tun. Aus dem Lateinischen kommend kann man „Humor“ übersetzen mit „Feuchtigkeit“ oder „Saft“ – nach der antik-mittelalterlichen Säftelehre beeinflussen die Körpersäfte die Stimmung. Humor geht also tiefer, ist nicht nur etwas „Technisches“. Er hat viel mehr mit dem Wesen des Menschen zu tun, als mit seiner Fähigkeit, gute Witze erzählen zu können. Humor ist ein Schatz, der von keinem Wind weggenommen werden kann – nicht mal von einer Demenz.

Tipps zum Vorlesen

Da man beim Vorlesen vor allem bei Menschen mit Demenz einige Dinge beachten sollte, habe ich hier einige Tipps für Sie zusammengestellt. Nehmen Sie sich Zeit, sich die Tipps anzueignen und setzen Sie einen nach dem anderen um. Vor und nach den Geschichten finden Sie zusätzliche Anregungen und Gesprächsimpulse, mit denen Sie die Geschichten ergänzen können.

- Lesen Sie deutlich vor. Mit dementen Menschen muss man nicht laut reden, sondern vor allem deutlich. Sprechen Sie dabei eher etwas tiefer als zu hoch und artikulieren Sie die einzelnen Worte verständlich.
- Suchen Sie das richtige Maß an Blickkontakt. Ein kurzer Blick in die Augen signalisiert Aufmerksamkeit. Angst einflößen kann dagegen ein zu langer Blick in die Augen.
- Kündigen Sie an, dass Sie jetzt vorlesen. Stellen Sie sich vor, Ihnen liest jemand ohne Vorwarnung eine Geschichte vor. Würden Sie sich da nicht überfahren vorkommen? Da Menschen mit Demenz davon noch mehr überfordert sind, sollten Sie Schritt für Schritt vorgehen. Zeigen Sie Ihrem Gegenüber das Buch. Erklären Sie ihm in einem Satz, worum es in der Geschichte gehen wird. Erst dann lesen Sie vor.
- Bauen Sie das Vorlesen als festes Ritual in den Alltag ein. Rituale geben Sicherheit. Vielleicht lesen Sie immer nach dem Frühstück eine Geschichte vor oder machen

ein Rätsel nach dem Abendessen. Auch bietet es sich an, zu Beginn eines Besuchs oder nach dem Aufwachen Redensarten erraten zu lassen oder Rätsel zu lösen. Beides kurbelt die Sprache an.

- Benutzen Sie Gegenstände und visuelle Hilfsmittel. Es ist gut, wenn Sie damit einen Bezug zur Geschichte herstellen können – und Ihr Gegenüber immer wieder zur Handlung zurückführen können. Das Zuhören macht noch mehr Spaß, wenn es etwas gibt, das die Sinne anregt. Etwa eine Zugfahrkarte zum Anschauen oder einen Löffel, den man in einem Stoffsäckchen ertasten kann. Brot oder Käse können gekostet werden und der Geruch von Fichtennadeln oder Sägespänen kann Erinnerungen wecken. Auch Geräusche können einbezogen werden: z.B. die Vogelstimmen und Automotoren, die man vor dem Fenster hört, oder auch Töne, die Sie mithilfe von CDs vorspielen können.
- Machen Sie Pausen. Zu viele Worte können Menschen mit Demenz erschlagen. Manchmal ist weniger mehr. Holen Sie einmal Luft. Wenn Sie das letzte Wort eines Satzes besonders hervorheben möchten, pausieren Sie davor einen Augenblick. Machen Sie eine kurze Pause zwischen zwei Sätzen und eine längere zwischen zwei Absätzen.
- Berühren Sie Ihren Zuhörer, wenn er und Sie das möchten. Manchmal steigert es die Aufmerksamkeit schon sehr, wenn man jemandem die Hand auf die Schulter legt. Manche Menschen würde dies aber eher irritieren, suchen Sie daher die richtige Form für „Ihren“ Zuhörer.
- Nehmen Sie sich Zeit. Wer möchte schon gern eine Geschichte hören, wenn der Vorleser unter Zeitdruck steht und gleich weiter muss? Schaffen Sie sich und dem Zuhörer einen geeigneten Zeitrahmen.

- Lockern Sie die Vorlesezeit auf, indem Sie beispielsweise Redensarten erraten lassen oder ein Bild zeigen. Vielleicht, indem Sie einen Teil der Geschichte frei erzählen – oder indem Sie Fragen über das Leben von früher stellen.
- Nicht nur für den Zuhörer ist es schön, etwas vorgelesen zu bekommen. Ich selbst habe schon oft die Erfahrung gemacht, dass es mir als Vorlesendem Sicherheit gibt, wenn ich mich an vorgegebene Texte halten kann. Dann muss ich nicht nach Worten suchen. Das kann vor allem in schwierigen Situationen hilfreich sein, wenn ich nicht genau weiß, was ich sagen soll.

Kinder, Kinder

Cola für Karina

Aktivierungstipp

Trinken Sie zusammen etwas. Am besten ein Glas ungesüßten Tee oder Wasser. Wenn das Trinken schwerfällt, können Sie als Ansporn nach dem Wasser einen Schluck Cola oder Bier in Aussicht stellen.

Die kleine Karina hat einen Nachbarn. Den Herrn Hagebach. Herr Hagebach arbeitet im Sommer immer im Garten. Er jätet Unkraut, steckt Blumenzwiebeln in den Boden und schneidet die Hecke.

Karina leistet ihrem Nachbarn oft Gesellschaft. Der Nachbar ruft dann: „Hallo, meine kleine Freundin." Karina geht zu ihm. Die beiden gießen die Blumen und mähen den Rasen – oder sie essen zusammen ein paar Beeren.

Am besten aber gefällt der kleinen Karina die Aktion mit der Flasche Cola!

Wenn Herr Hagebach eine Arbeit fertig gemacht hat, holt er eine Flasche Bier, setzt sich hin – und zischt sein Bierchen. Wenn er sich setzt, greift er in seine Tasche und sagt: „Schau mal, Karina, ich hab etwas für dich." Und dann wirft er in hohem Bogen ein Fläschchen Cola zu Karina.

Karina freut sich immer riesig, wenn sie zu Herrn Hagebach geht – auf frische Erdbeeren, Himbeeren und Tomaten. Aber am meisten freut sich das Mädchen, wenn sie ihr Fläschchen Cola fangen und trinken kann. Und manchmal kann Karina es beinahe nicht mehr erwarten …

Neulich, zum Beispiel, war die kleine Karina wieder bei ihrem großen Nachbarn zu Besuch. Sie werkelten zusammen im Garten. Der Nachbar prüfte mit Karina die Wasserzufuhr am Teich und goss die Blumen.

Karina grübelte: Und wann gibt's heute endlich eine Cola für mich?

Schließlich fragte sie ungeduldig ihren Nachbarn: „Du, Herr Hagebach? Meinst du nicht, du solltest wieder einmal eine Flasche Bier trinken?"

Gesprächsimpuls

Was kann man im Garten tun? Hacken, ein Beet umgraben, Bäume pflanzen, Gemüse ernten, Blumen gießen, Unkraut jäten, Laub zusammenrechen, Hecken schneiden …

Schneller - höher - älter

Aktivierungstipp

Bringen Sie Bilder von einem Rummelplatz mit. Vielleicht gibt es in der Gegend gerade ein Volksfest und Sie können Magenbrot, schokolierte Früchte oder Zuckerwatte mitbringen und gemeinsam kosten.

Theodor ist vier Jahre alt. Er hat nur einen großen Wunsch: Er will endlich fünf sein!

Theodor schwärmt: „Jeden Sommer gibt es nämlich einen Jahrmarkt in unserem Viertel. Und da gibt es ein kleines und ein großes Karussell. Erst mit fünf Jahren darf ich mit dem großen Karussell fahren. Vorher nicht."

Theodors Mutter erklärt ihm: „Aber Theodor. Der Jahrmarkt ist schon nächste Woche. Und du wirst erst im nächsten Jahr fünf."

Theodor verschränkt seine Arme. „Aber weißt du was? Ich frage mal den Papa. Der kann bestimmt etwas machen, damit ich schneller fünf werde. Denn der Papa kann alles."

Die Mutter lacht. „Da bin ich gespannt, ob der Papa etwas machen kann, damit du schneller fünf wirst."

Die Zeit konnte der Papa dann tatsächlich nicht nach vorne drehen. Aber eines konnte er: Er hat mit dem Kartenverkäufer vom Karussell geredet. Und weil Theodor so groß ist, durfte er tatsächlich schon mit vier Jahren das große Karussell fahren.

Gesprächsimpuls

Gab es in Ihrem Dorf oder in Ihrer Stadt früher einen Krämer- oder Viehmarkt? Waren Sie als Kind dabei? Gab es ein Karussell oder eine Schiffschaukel? Sind Sie damit auch gefahren?

Eine offene Rechnung

Aktivierungstipp

Vielleicht finden Sie einen alten Strafzettel oder ein Modellauto, eine Parkscheibe oder einen Stadtplan. Mit solchen Gegenständen können Sie die Geschichte illustrieren.

Stefan und Susanne sind Zwillinge. Sie haben Geburtstag – und zwar ihren Sechzigsten.

Susanne hat eine Sahnetorte gebacken und wie immer die Familie samt ihrem Zwillingsbruder Stefan eingeladen. Es ist schon praktisch, wenn man gleich im Doppelpack Geburtstag hat.

Da steht der Vater von Stefan und Susanne auf. Er ist 85 Jahre alt. Er grinst. „Kinder, jetzt seid ihr alt genug. Also, hört her: Ich habe noch eine Rechnung mit euch offen."

Susanne fragt: „Eine Rechnung?"

Und Stefan runzelt die Stirn: „Was für eine Rechnung, Papa?"

Der Papa erklärt: „Ich bekomme noch fünf Mark von euch zurück. Vor sechzig Jahren habe ich eure Mutter zum Krankenhaus gefahren, als ihr auf die Welt gekommen seid."

Susanne kratzt sich an der Nase. „Und was hat damals dann fünf Mark gekostet?"

„Ist doch klar", erklärt der Vater. „Eure Geburt hat länger gedauert, als ich gedacht habe. Ich habe zu wenig Geld in die Parkuhr eingeworfen. Und dann ist sie abgelaufen.

Ich hatte einen Strafzettel am Auto und musste fünf Mark Strafe zahlen."

Stefan lacht. „Die bekommst du natürlich sofort zurück. Hier hast du dein Geld. Den Anteil für meine Schwester übernehme ich auch gleich mit."

Gesprächsimpuls

Haben Sie schon einmal einen Strafzettel bekommen? Wie teuer war er? Was haben Sie gemacht? Sind Sie zu schnell gefahren? Haben Sie falsch geparkt?

Ab in den Kindergarten

Aktivierungstipp

Bringen Sie eine Pflanze in einem Topf mit.

Claudia wollte nicht in den Kindergarten. Ihre Mutter erklärte ihr immer wieder: „Aber, Claudia, dort ist es doch schön. Da sind viele andere Kinder. Und ihr könnt miteinander spielen."

Doch Claudia beharrte: „Ich will nicht in den Kindergarten."

Claudias Mutter und Vater unterhielten sich darüber: „Was hat das Mädchen bloß für ein Problem?" Dann nahm der Vater die kleine Claudia zur Seite und fragte sie: „Warum willst du nicht in den Kindergarten?"

Claudia antwortete: „Das ist doch doof. Ein Garten für Kinder. Ich bin doch keine Tulpe."

Der Vater musterte seine Tochter. „Natürlich bist du keine Tulpe. Aber was hat das mit dem Kindergarten zu tun?"

Claudia schaute ihren Vater an. „Na, warum heißt es denn Kinder-Garten? Da werden die Kinder mit den Füßen in die Erde gebuddelt – und gegossen. Wie in einem Garten. Da will ich nicht hin." Der Papa musste lachen.

Und dann konnte er die kleine Claudia doch noch überzeugen, dass sie in den Kindergarten ging. Gegossen wurde Claudia dort nicht. Aber gewachsen ist das Mädchen im Kindergarten schon.

Gesprächsimpuls

Sind Sie gerne in den Kindergarten gegangen? Wie hieß Ihre beste Freundin/Ihr bester Freund im Kindergarten? Wie war der Name der Kindergärtnerin? Welche Spiele haben Sie im Kindergarten gerne gespielt? Was haben Sie im Kindergarten am liebsten gemacht? Basteln, malen, Geschichten hören, singen, Rätsel lösen … Vielleicht finden Sie ja eine Tätigkeit, die Sie gleich gemeinsam mit Ihren Zuhörern ausprobieren können.

Eleonore muss es ausbaden

Aktivierungstipp

Vielleicht können Sie einen alten Waschzuber (oder ein Foto davon) organisieren und mitbringen. Oder machen Sie gemeinsam ein Handbad. Nehmen Sie eine Wanne. Füllen Sie diese mit angenehm warmem Wasser und legen Sie die Hände hinein.

Eleonore seufzt. „Oh nein. Das war doch gar nicht meine Schuld. Jetzt muss ich es aber wieder ausbaden."

Ihre Enkelin Sabine fragt: „Oma, was meinst du damit? Du musst es ausbaden?"

„Das ist so eine Redensart", erklärt Eleonore. „Früher war das mit dem Baden anders als heute."

„Warum? Was war da anders?"

„Als ich noch ein Kind war, war das Wasser teurer als heute", erklärt die Oma. „Wir hatten zu Hause eine Zinkwanne. Und dann war jeden Samstag Badetag."

„Ja und?" Sabine schaut ihre Oma mit großen Augen an.

„Dann hat der Papa das Badewasser in die Wanne gefüllt. Und einer nach dem anderen hat darin gebadet."

Sabine runzelt die Stirn. „Im gleichen Wasser?"

„Richtig", lächelt Oma. „Und ich war die Jüngste. Das heißt, ich kam zuletzt dran. Vor mir haben Papa, Mama, zwei Brüder und drei Schwestern im gleichen Wasser gebadet."

Sabine fragt: „Und du musstest es also ausbaden?"

„Ja. Daher kommt wohl auch diese Redensart", erklärt Oma Eleonore. „Ich musste es ausbaden. Im restlichen Wasser. Und danach musste ich auch noch die Wanne putzen."

Gesprächsimpuls

Zählen Sie zusammen Wörter auf, die mit Wasser zu tun haben. Zum Beispiel: Badewasser, Mineralwasser, Kaffeewasser, Schmutzwasser, Putzwasser, Regenwasser, Flusswasser, Spülwasser, Wasserfall, Wasserrad, Wasserball, Wassereimer, Wasserdampf, Wasserturm, Wasserratte, Wasserrohr …

Wie war das früher? Hatten Sie eine Wanne zum Baden? Gab es an einem Tag in der Woche einen Badetag? Haben mehrere Kinder im gleichen Wasser gebadet?

Socken selbst gestrickt

Aktivierungstipp

Bringen Sie einen Wollknäuel mit. Wenn Sie mit Ihrem Gegenüber alleine sind, können Sie daran tasten. Sind Sie in einer Gruppe, setzen Sie sich in einen Kreis – und werfen Sie sich den Wollknäuel zu, um ein Netz zu spannen.

„Oh nein." Die kleine Emi ärgert sich. Das Kind strickt Socken. Im Handarbeitsunterricht. Bei Frau Rösler, ihrer Handarbeitslehrerin. Und wieder einmal hat Emi einen Fehler gemacht.

„Aber zum Glück kann ich die Socken mit nach Hause nehmen – und dort in Ruhe weiter stricken", murmelt Emi vor sich hin. Und, was am besten ist: Zu Hause hat Emi ihre Mutter. Und die hilft ihr beim Stricken. Die Mutter war früher auch schon bei Frau Rösler in der Schule – und hat bei ihr Stricken gelernt.

Emis Mutter schmunzelt: „Hast du da einen Knoten gemacht? Das ist ein bisschen durcheinander. Komm, wir stricken die Reihen zusammen neu." Und sie löst eine Masche um die andere, Reihe um Reihe. Damit es schneller geht, strickt die Mutter einige Reihen.

Dann ruft die Mutter: „Du, die Socke ist schon fast fertig."

Emi schmunzelt. „Und ich musste nur noch wenig selber daran stricken."

Am nächsten Tag nimmt Emi die Socken wieder in die

Schule mit. Im Handarbeitsunterricht strickt sie daran weiter.

Frau Rösler geht durch die Reihen und schaut Emi über die Schultern. „Das sieht gut aus“, lobt sie. „Grüße deine Mutter. Sie kann immer noch sehr gut stricken.“

Gesprächsimpuls

Tragen Sie Begriffe zum Thema „Handarbeit“ zusammen. Beispiele: Stricken, Wolle, Nadel, Nähen, Weben, Knopf, Faden.

Bei mehreren Teilnehmern können Sie sich in einen Kreis setzen. Nun geben Sie einen Wollknäuel von einer Person zur nächsten Person weiter. Wer den Wollknäuel in der Hand hat, sagt den nächsten Begriff. Zählen Sie die Begriffe in alphabethischer Reihenfolge auf.

Essen und Trinken

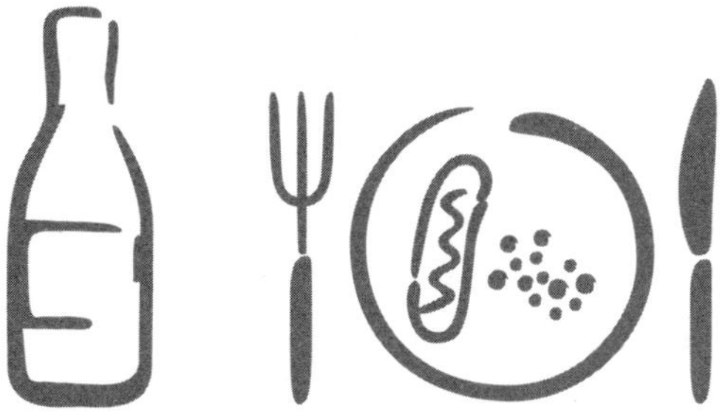

Buchstabensuppe

Aktivierungstipp

Bringen Sie Buchstaben mit. Zum Beispiel in Form von „Russisch Brot“ oder die Buchstabenwürfel eines Scrabble-Spieles. Gut eignen sich auch Kartei-Karten, auf die Sie einzelne Buchstaben schreiben. Legen Sie damit einfache Wörter.

Bei Familie Fröhling gab es Mittagessen. Und zwar Buchstaben-Suppe. Kennen Sie Buchstaben-Suppe? Da schwimmen die Buchstaben von A bis Z in der Brühe. Und für die Kinder der Fröhlings war es ein riesiger Spaß, die Buchstaben ihrer Namen in der Suppe zu suchen, um ihn auf den Tellerrand zu legen.

Der ältere Sohn Max rief: „Pass nur auf. Ich bin schneller als du.“ Und er fischte mit dem Löffel in der Brühe.

Aber so schnell ließ sich seine kleine Schwester Annemarie nicht unterkriegen. Sie funkelte ihren Bruder mit den Augen an und raunte ihm zu: „Na warte. Ich schaffe das auch.“

„Pah“, rief da Max und zeigte auf seinen Tellerrand. „Ich bin fertig. Ich war schneller als du.“ Viel schneller als seine Schwester Annemarie hatte er die Buchstaben seines Vornamens gefunden. Und jetzt stand „Max“ auf dem Tellerrand.

Annemarie schüttelte den Kopf. „Oh nein.“

Doch der Vater lächelte. „Der Wettkampf war aber auch

ganz schön unfair. Kein Wunder, dass Max gewonnen hat. A–N–N–E–M–A–R–I–E – das sind ja dreimal so viele Buchstaben wie M–A–X."

„Genau", bekräftigte Annemarie.

Dann sagte der Vater: „Spielt euer Buchstabenspiel doch einmal anders: Sucht die Buchstaben für M–A–X–I–M–I–L–I–A–N und A–N–N–E".

Gesprächsimpuls

Hat Ihr Zuhörer auch einen Spitznamen? Viele Menschen haben in ihrer Kindheit mit dem Klang ihres Vornamens gespielt – und ihren Vornamen auch einmal rückwärts aufgesagt. Oft sind solche Wortspielereien aus der Kindheit noch tief im Gedächtnis verankert. Fragen sie Ihr Gegenüber doch einmal, wie sein Vorname rückwärts heißt. Vielleicht weiß er das immer noch?

Einmal tunken, bitte

Aktivierungstipp

Lesen Sie diese Geschichte nach dem Kaffeetrinken vor. Bringen Sie ein paar Kekse mit.

Silvia und Josef ziehen ins Altenheim. Silvia hat Tränen in den Augen. „Schade. Zu Hause war es eben doch am schönsten.“ Josef legt ihr den Arm auf die Schulter. „Das stimmt. Aber wir kommen allein nicht mehr zurecht. Das Altenheim ist das kleinere Übel.“

Im Altenheim frühstückt das Ehepaar mit einigen anderen Bewohnern. Da sitzt ein Herr dabei. Er kann nicht mehr gut kauen. Deshalb tunkt er sein Brot in den Kaffee. So wird es weicher.

Silvia nimmt einen Keks und sagt: „Früher, als Kind, habe ich auch immer getunkt. Das fand ich lecker. Aber dann haben es meine Eltern mir verboten. Das sei unanständig.“ Sie verzieht das Gesicht.

Ihr Mann Josef runzelt die Stirn. „Bei mir war es auch so. Aber jetzt probiere ich es noch einmal.“ Er nimmt einen Keks und tunkt ihn in den Kaffee. „Hmmm, lecker.“ Silvia macht es ihm nach.

Josef und seine Frau Silvia lächeln sich an.

Josef schüttelt den Kopf. „Jetzt sind wir über vierzig Jahre verheiratet. Aber noch nie haben wir Kekse getunkt. Ich dachte immer, du findest das unanständig.“

„Nein. Gut, dass wir das jetzt entdeckt haben!“, schmunzelt seine Frau Silvia. „Nach so vielen Jahren. Jetzt können wir endlich tunken.“

Gesprächsimpuls

Anstandsregeln: Worauf haben Ihre Eltern bei Ihrer Erziehung wert gelegt? Was war Ihnen bei der Erziehung Ihrer Kinder wichtig? Gab es besondere Regeln beim Essen?

Bier für die Fliegen

Aktivierungstipp

Spielen Sie Fliegenklatschen-Tennis. Das geht ganz einfach: Sie brauchen nur Fliegenklatschen und einen aufgeblasenen Luftballon. Wie beim Tennis können Sie sich nun mit dem Schläger den Ballon zuspielen. Fliegenklatschen-Tennis kann man zu zweit spielen, aber auch in einer Gruppe.

Gestern war Klaus mit seinem Freund Lothar in der Kneipe. Sie nippten am Bier. Da – eine Fliege setzte sich auf den Rand des Bierglases.

Lothar schmunzelte: „Schau mal. Die hat auch Durst."

Schon schwirrte eine zweite Fliege herbei. Sie setzte sich ebenfalls aufs Glas.

Klaus nickte: „Und da kommt gleich noch Gesellschaft."

Und schon flog eine dritte Fliege herbei. Auch sie landete auf dem Glas.

Da meinte Lothar: „Die haben schon einen ganzen Stammtisch. So wie wir."

„Richtig", nickte Klaus. „Die drei Fliegen sind bestimmt Männer. Darum haben sie sich aufs Bierglas gesetzt."

Lothar vermutete: „Es gibt aber nicht nur männliche Fliegen. Heute Morgen habe ich zwei Fliegen gesehen. Das müssen Fliegen-Frauen gewesen sein. Denn sie haben sich auf den Spiegel meiner Frau gesetzt."

Gesprächsimpuls

Gibt es typische Unterschiede zwischen Frau und Mann? Kennen Sie typische Tätigkeiten und Berufe, die eher eine Frau oder ein Mann ausübt?

Blümchenkaffee

Aktivierungstipp

Riechen Sie gemeinsam an Kaffee oder Kaffeebohnen.

Wieder ist Kaffeeklatsch angesagt. Erna und Irmtraud treffen sich. Irmtraud schüttet die Kaffeebohnen in die Mühle. Sie dreht an der Kurbel. Die Mühle quietscht. Der Duft nach frisch gemahlenem Kaffee breitet sich in der Wohnung aus. Erna schließt ihre Augen. Sie atmet langsam ein.

Dann schreckt Erna aber auf: „Huch, Irmtraud, mach den Kaffee nicht zu stark. Du kennst mein schwaches Herz."

Irmtraud holt die Kaffeetassen aus dem Schrank. Sie sind mit Blümchen verziert. „Keine Sorge! Ich mache den Kaffee nur so dick, dass du durch ihn noch die Blumen der Tasse sehen kannst."

„Gut." Wieder schließt Erna die Augen. Sie atmet den Kaffeeduft ein. „Darum heißt es auch: Blümchenkaffee."

Klopf. Klopf. Erna zuckt zusammen. Die Tür geht auf. Gerhard kommt herein. „Habt ihr für mich auch einen Kaffee?" Irmtraud schenkt ein. Eine Tasse für Erna. Eine Tasse für Gerhard. Und eine Tasse für sich.

Gerhard poltert mit tiefer Stimme.

„Immer diese dünne Brühe.
Oh, ich habe damit Mühe.
Wieder mal – o weh, o weh
gibt es nur Blümchenkaffee."

Alle lachen. Und Irmtraud dreht wieder an der Kaffeemühle, damit sie Gerhard noch eine Tasse starken Kaffee machen kann.

Gesprächsimpuls

Welche Vorlieben haben Sie beim Kaffee trinken? Wie und wo trinken Sie Ihren Kaffee am liebsten? Zu Hause oder im Restaurant? Mit Milch oder mit Zucker? Normaler Kaffee oder Espresso? Für Nicht-Kaffee-Trinker: Was ist ihre Lieblings-Teesorte? Trinken Sie Ihren Tee mit oder ohne Zucker? Wie lange muss ein guter Tee ziehen? Womit filtern Sie Ihren Tee? Mit Teebeutel oder einem Teesieb?

Nicht nur Gerhard hat gern gereimt. Auch im alltäglichen Sprachgebrauch reimt sich so einiges. Raten Sie doch einmal mit: Ein schöner Rücken kann auch … entzücken. Jedes Böhnchen gibt ein … Tönchen. Wenn das Wörtchen „wenn“ nicht wär, wär mein Vater … Millionär. Übermut tut selten … gut. Unter jedem Dach wohnt ein … Ach. Ist der Ruf erst ruiniert, lebt es sich ganz … ungeniert. Eichen sollst du weichen, Buchen sollst du … suchen. Morgen, morgen, nur nicht heute, sagen alle faulen … Leute. Quäle nie ein Tier zum Scherz, denn es fühlt wie du den … Schmerz. Im Osten geht die Sonne auf, im Süden nimmt sie ihren … Lauf.

Hasso und der Rausch

Aktivierungstipp

Stoßen Sie zusammen an. Mit einem Glas Bier, Wein oder mit Wasser.

Edwin saß in seiner Stammkneipe, der „Kleinbachmühle". Gerade hob er sein Glas: „Lasst uns anstoßen." Und er trank ein Glas Bier mit seinen Freunden.

Einer seiner Kollegen rief: „Ich spendiere noch eine Runde." Und die Männer grölten und freuten sich. Ein Bier nach dem anderen floss – und die Männer wurden immer seliger.

Schließlich sagte der Horst: „Wenn's am Schönsten ist, soll man gehen. Darum gehe ich jetzt heim."

Da rief Edwin: „Da schließe ich mich an."

Edwin rief den Wirt: „Brate mir noch ein Schnitzel. Für unterwegs."

Seine Freunde wunderten sich. Der Wirt fragte: „Ein Schnitzel? Für unterwegs?"

Edwin erklärte: „Nicht für mich. Es ist für Hasso. Der Hund des Nachbarn. Wenn ich abends ein Bierchen zu viel getrunken habe, schwanke ich nämlich hin und her. Und dann bellt Hasso laut. Dann weiß meine Frau Bescheid. Und der Haussegen hängt für die nächsten zwei Tage schief.

Wenn ich Hasso aber ein Schnitzel bringe, hält er die Klappe. Und ich habe meinen Frieden."

Gesprächsimpuls

Wie heißen diese Redensarten? Es wird nicht so heiß gegessen wie ... (gekocht); Essen und Trinken hält Leib und ... (Seele) zusammen; Hunger ist der beste ... (Koch).

Käse aus Österreich

Aktivierungstipp

Bringen Sie Fotos von Österreich mit – oder Bilder, die an das Urlaubsland Österreich erinnern: Bilder von Bergen und Skipisten, von einem Wiener Kaffee-Haus oder einem Wiener Schnitzel.

Vor vielen Jahren haben sich Sophie und Roland ein Auto gekauft, einen VW Käfer. Damit sind sie in den Urlaub gefahren. Nach Österreich.

Sophie und Roland waren zuerst in Wien. Sie haben Kaiserschmarren und Wiener Schnitzel gegessen.

Und abends tanzten sie einen Wiener Walzer.

Dann fuhren sie aufs Land außerhalb der Stadt. Roland freute sich und sagte immer wieder: „Am meisten freue ich mich auf das Wandern in den Alpen."

Und auch das war wunderschön. Auf den Bergen staunten sie über die Aussicht. In einer Almhütte kaufte Roland einen Käse. „Bitte schön würzig", betonte er. Dann packte er den Käse in den Rucksack. Und tatsächlich: Bald umgab Sophie und Roland eine Wolke aus Käseduft.

Und wenn Sophie und Roland Rast machten, gab es immer wieder ein Stückchen Käse. Mmmh, war das lecker. Roland schmatzte: „Und so schön würzig."

Am Ende des Urlaubs packte Roland den Rest des Käses ins Auto. Aber dummerweise hatte er vergessen, seiner Frau Sophie zu sagen, dass man zu Hause den Käse noch aus dem Auto nehmen sollte. Denn dort sind Roland und Sophie nur an den Wochenenden mit ihrem VW Käfer gefahren.

Und als Roland das nächste Mal ins Auto stieg, erwartete ihn eine stinkende Überraschung: Überall roch es nach Käse. „Igitt, das ist ja eklig“, stöhnte Roland. „Das nächste Mal bringen wir lieber eine Packung Kaffee aus Wien mit. Dem macht die Hitze nichts aus.“

Gesprächsimpuls

Nennen Sie Begriffe von A bis Z, die etwas mit Käse zu tun haben. Fällt Ihnen zu einem Buchstaben nichts ein, können Sie diesen überspringen. Beispiele: Appenzeller, Backsteinkäse, Chester, Dänischer Käse, Edamer, Frischkäse, Gouda, Hartkäse, Käsebrot, Leberkäse, Milch, Napfkäse, Obazda, Parmesan, Quark, Raclette, Schimmelkäse, Topfenkäse, Vollmilch, Weichkäse, Ziegenkäse.

Leichte Variante: Nennen Sie die Käsesorten, ohne dabei das Alphabet zu beachten.

Ein seltsamer Apfel

Aktivierungstipp

Schneiden Sie Obst in Schnitze und stellen Sie einen Obstteller bereit.

Rosa geht mit ihrem Hund spazieren. Ihr Dackel Pfiffikus hat ganz schön viel Energie. Draußen liegt Schnee. Es ist Februar.

Am liebsten spielt der Hund und zerrt und tobt. Darum nimmt Rosa immer einen Wurfball aus Gummi mit. Der rote Ball befindet sich an einer Schnur. Rosa holt weit aus, schleudert den Ball durch die Gegend – und Pfiffikus rennt durch den Schnee und holt den Ball.

Rosa schüttelt jedes Mal den Kopf. „Was? Du bist schon wieder da? Na, dann leg mal deinen Ball hier hin.“ Das tut Pfiffikus – und wieder holt Rosa aus und schleudert den Ball, so weit sie werfen kann. Und der Dackel rennt und holt den Ball. Und freut sich von Wurf zu Wurf mehr.

Aber da passiert es: Rosa wirft den roten Ball in hohem Bogen. Und er bleibt an einem Apfelbaum hängen. Pfiffikus stellt sich unter den Baum und bellt. Rosa ist ratlos. Schließlich sagt sie: „Komm, Pfiffikus. Ich kann nicht auf den Baum klettern. Ich bin zu alt. Wir lassen den Ball hängen – und gehen nach Hause.“ Pfiffikus läuft neben seinem Frauchen her. Aber er dreht sich noch mindestens dreimal um, weil er seinen Ball vermisst.

Am nächsten Tag geht der alte Bauer Bergmann aufs

Feld. Er gilt im ganzen Ort als ein wenig zerstreut. Und da kommt er an dem Apfelbaum vorbei. Er sieht den Ball aus Gummi am Ast hängen. Der Bauer bleibt stehen und schüttelt den Kopf. „Na, die Äpfel werden heute aber auch immer perfekter. Knallrot, keine Dellen. Und jetzt sind sie sogar schon im Februar reif."

Gesprächsimpuls

Bringen Sie etwas Knete mit. Stellen Sie Ihrem Zuhörer kleine Aufgaben: Forme einen Apfel. Bastle einen Baum. Gestalte einen Hund. Das trainiert Bewegungsfähigkeit und räumliches Denken. Auch andere Familienmitglieder können gerne mitmachen: Vielleicht wollen die Enkel mit Oma oder Opa kneten.

Tierisches

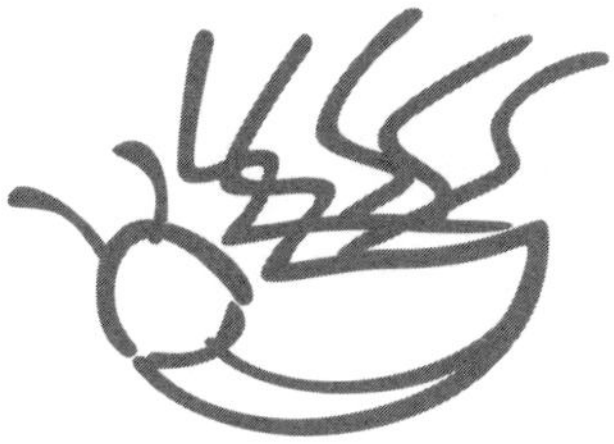

Katze Karla

Aktivierungstipp

Bringen Sie Bilder von Katzen mit.

In der Schule nehmen die Kinder verschiedene Tierarten durch. Lehrer Semmelmann erklärt: „Heute geht es um das Pferd. Und nächste Woche um das Nashorn." Da wendet sich der Lehrer an Paul in der zweiten Reihe. „Paul, was ist der Unterschied zwischen einem Pferd und einem Nashorn?"

Darauf erwidert Paul: „Das Nashorn hat ein Horn auf der Nase."

„Richtig", antwortet der Lehrer. „Und was noch?"

„Das Nashorn hat eine sehr dicke Haut. Aber das Pferd hat Fell."

Lehrer Semmelmann nickt. „Prima. Und was gibt es noch für einen Unterschied?"

Paul kratzt sich an der Nase. „Hmmm. Das Nashorn kommt bei uns nicht vor."

Da streckt Manfred in der vierten Reihe. „Herr Lehrer. Ich kenne auch ein Tier, das bei uns nicht vorkommt. Unsere Katze Karla."

Der Lehrer schüttelt den Kopf. „Das ist doch Unsinn, Manfred."

„Doch, doch", beharrt Manfred. „Rufen Sie mal unsere Katze Karla, wenn sie unter dem Sofa liegt. Sie werden sehen, dass sie nicht vorkommt."

Gesprächsimpuls

Hatten Sie Haustiere? Welche Haustiere kennen Sie? Hund, Katze, Fische, Vögel, Hamster …

Der betrunkene Kater

Aktivierungstipp

Trinken Sie zusammen ein Getränk, das der Jahreszeit entspricht. Wie wäre es bei Kälte mit einem Glühwein, einem heißen Tee oder einem Früchtepunsch – und im Sommer mit einem Eistee oder einem gekühlten Bier?

Draußen stürmte es. Richtig stark. Der Sturm fegte Blätter durch die Straßen und warf sogar Mülltonnen um. Ein Fahrradfahrer fuhr zickzack auf der Straße, weil ihn der Sturm hin und her warf.

Helga schaute aus dem Fenster. Und sie sagte: „Oh nein. Bei diesem Wetter jagt man doch keinen Hund vor die Tür."

Helga hatte auch keinen Hund. Sondern einen Kater. Er war weiß wie Schnee und sein Fell glänzte. Der Kater hieß „Balthasar". Und Balthasar wollte raus. Trotz Sturm. Der Kater stand an der Tür, maunzte – und schaute hinaus. Voller Sehnsucht leuchteten seine Augen. Sollte Helga ihren Balthasar in den Sturm schicken? Im Wald war es bei Sturm zu gefährlich. Und auf der Wiese wehte der Wind noch stärker. Was da alles passieren konnte.

Helga nahm all ihren Mut zusammen – und sagte: „Balthasar, du darfst jetzt raus." Sie öffnete die Tür. Der Kater sprang hinaus.

An diesem Tag sollte Balthasar das erste Mal in seinem Leben erfahren, was ein kräftiger Wind ist. Zwischen den

Häusern zog der Sturm durch. Äste und Abfälle wirbelten durch die Straßen. Laub und Moos flogen durch die Luft.

Kater Balthasar schaute verwirrt in den Sturm. Eine Böe kam und der Wind blies – und Balthasar stemmte sich dagegen. Helga schaute ihm hinterher und musste lachen. „Du hast ganz schön Schlagseite, Balthasar." Dann kam eine Böe aus der anderen Richtung. Der Kater lehnte sich wieder dagegen. Das sah richtig lustig aus.

Helga spottete: „Mein lieber Balthasar! Wenn du ein Mensch wärst, würde ich sagen: Der kommt jetzt gerade aus dem Wirtshaus und hat einen über den Durst getrunken. Darum schwankt er nach rechts und links."

Schnell sprang Balthasar wieder durch die Tür ins Haus. Helga rief: „Du hast recht. Hier ist es schön warm. Und ich koche mir jetzt einen schönen warmen Glühwein." Bleibt nur zu hoffen, dass Helga nach dem Glühwein nicht so ins Schwanken kommt wie ihr Kater Balthasar im Sturm.

Gesprächsimpuls

Was sollte man bei starkem Wind (nicht) tun? Man sollte unnötige Autofahrten vermeiden. Beim Autofahren sollte man immer mit beiden Händen das Lenkrad festhalten. Man sollte nicht im Wald spazieren gehen. Alle Fenster und Türen sollte man schließen.

Ein Hund für Brigitte

Aktivierungstipp

Bringen Sie ein Plüschtier zum Kuscheln mit. Wählen Sie ein Tier, das Ihrem Gegenüber gefällt und vielleicht positive Erinnerungen weckt.

Der Hund von Familie Blechschmitt ist gestorben. Darum sind alle traurig. Besonders die kleine Brigitte. Da entdeckt der Papa eine Anzeige in der Zeitung: „Junge Dalmatiner zu verkaufen."

Papa wählt die Nummer, die in der Anzeige steht. Der Hundebesitzer ruft ins Telefon: „Sie können gerne heute noch vorbeikommen. Wir leben auf einem Bauernhof außerhalb der Stadt."

Schon sitzen sie im Auto: Papa, Mama und Tochter Brigitte. Bald haben sie die Stadt mit ihrer dicken Luft hinter sich gelassen und kommen am Bauernhof an. Der Landwirt führt Familie Blechschmitt zu den jungen Hunden: „Schauen Sie."

Brigitte bekommt große Augen. „So süße Hunde. Einer ist schöner als der andere."

Brigittes Mutter fragt: „Und? Welcher der Hunde gefällt dir am besten?"

Brigitte deutet auf einen, der mit dem Schwanz wedelt – und sagt: „Der mit dem glücklichen Ende."

Papa lächelt. „Dann haben wir ab sofort wieder einen Hund." Dem Bauern nickt er zu: „Wir hätten gern den

Hund mit dem glücklichen Ende. Denn: Ende gut, alles gut.“

Gesprächsimpuls

Nennen Sie gemeinsam Tiere von A bis Z: Ameise, Braunbär, Chamäleon, Dachs, Esel, Fuchs, Gans, Huhn, Igel, Jaguar, Kranich, Lurch, Maus, Nilpferd, Ochse, Pferd, Qualle, Regenwurm, Salamander, Tiger, Uhu, Vogel, Wal, Yak, Zander.

Ein Knochen für Charly

Aktivierungstipp

Bringen Sie Bilder von Haustieren, z. B. aus Zeitschriften, mit. Sie können diese auch gemeinsam suchen und ausschneiden.

Die Lachmanns haben einen Hund. Bello heißt er. Neulich sind die Lachmanns vor dem Fernseher gesessen: Bello, Frau Lachmann – und Herr Lachmann. Herr Lachmann saß etwas abseits. Und Frau Lachmann kuschelte mit Bello. Sie streichelte ihn hinter den Ohren und fuhr durch sein Fell.

Ihr Mann schüttelte den Kopf.

Sanft redete Frau Lachmann mit dem Hund: „Ei, bist du ein liebes Hundchen. Ich hab dich so gern."

Alleine kam Herr Lachmann sich wohl etwas verloren vor – er räusperte sich.

Seine Frau aber kraulte ihren Bello unter der Brust und streckte ihm ein kleines Hunde-Leckerli hin. Bello schnappte nach der Leckerei und wedelte mit dem Schwanz.

Da rief Herr Lachmann: „Bin ich eigentlich niemand? Kriegt nur noch der Hund Streicheleinheiten und Leckerlis? Ist er mehr wert als ich?"

Frau Lachmann lachte: „Nein, quatsch. Sei doch nicht eifersüchtig. Ich mach dir auch gleich eine Freude – und koche dir eine Suppe."

Zufrieden lächelte der Ehemann, während sich seine

Frau in die Küche aufmachte. „Meine Frau verwöhnt mich“, sagte er sich. „Nur für mich kocht sie eine Suppe.“

Bello folgte Frau Lachmann in die Küche. Sie schaute ihren Hund liebevoll an und raunte Bello leise zu: „Jetzt kann ich endlich den Knochen verkochen. Und wenn die Suppe fertig ist, bekommst du den Suppenknochen, mein Liebster.“

Gesprächsimpuls

Haben Sie einen Hund gehabt? Oder hatten Sie andere Tiere? Welche Haustiere gefallen Ihnen besonders gut?

Bloß keine Schnaken

Aktivierungstipp

Bringen Sie eine Fliegenklatsche mit.

Siegfried kratzt sich am Kopf. „Also, dieses Jahr haben mich die Schnaken fast zerfressen. Ich habe lauter Stiche in meiner Haut. Das juckt schrecklich!"

Werner nickt. „Ja, ich verstehe das. Ich hatte auch immer Probleme mit Schnaken. Und immer war ich zerstochen. Aber inzwischen ist alles bestens."

Da fragt Siegfried: „Was hast du denn alles ausprobiert?"

Werner runzelt die Stirn. „Zuerst habe ich ein Moskitonetz über mein Bett gehängt. Aber da haben die Schnaken immer einen Weg durch gefunden."

„Und dann?"

„Dann habe ich abends das Licht im Nebenraum angelassen. Und wenn die Schnaken alle nach nebenan geflogen sind, hab ich die Tür zugemacht. Aber in der Nacht tauchte plötzlich wieder eine Schnake auf."

„Aber was hat dir dann geholfen?"

Werner grinst. „Ganz einfach. Ich habe geheiratet. Und die Schnaken haben meine Frau noch viel lieber. Ich liege nebendran und schlafe seelenruhig weiter."

„Na prima." Siegfried schüttelt den Kopf. „Aber ich kann mir ja nicht jedes Mal deine Frau ausleihen, wenn ich Schnaken im Zimmer habe."

Gesprächsimpuls

Welche Tipps kennen Sie gegen Ungeziefer und Schnaken? Insektenspray, Kreidestrich gegen Ameisen, Eukalyptusöl, Zitrusfrüchte, Apfelessig …

Ein kluger Hund

Aktivierungstipp

Bringen Sie ein Fell (z. B. Schaffell) oder wahlweise ein Kuscheltier zum Streicheln mit.

Fiffi ist ein kluger Hund. Ein Mischling. Keiner weiß so genau, welche Rassen beteiligt sind. Er sieht aus wie eine Mischung aus einem Teddy und einem Ferkel. Fiffi hat riesige Pfoten, große Augen und ein schwarzes Fell. Und auf der Brust einen weißen Fleck.

Der Hund Fiffi gehört Karin. Karin hat neulich mit ihrer Freundin einen Kaffee getrunken. Da hat sie mit ihrem Fiffi geprahlt: „Mein Fiffi ist schlau. Du hast noch nie im Leben so einen klugen Hund gesehen."

Die Freundin schüttelte den Kopf. „Ach was. Ich habe schon viele kluge Hunde in meinem Leben gesehen."

Karin runzelte die Stirn. „Aber keinen, der so schlau ist wie mein Fiffi."

Die Freundin hakte nach: „Aber woran merkst du das?"

„Ganz einfach", antwortete Karin. „Gestern war ich mit Fiffi spazieren. Dann bin ich stehen geblieben und habe zu ihm gesagt: Fiffi, wir haben was vergessen."

Da fragte die Freundin: „Und was ist dann passiert?"

Karin antwortete: „Dann hat sich Fiffi tatsächlich hingesetzt, hat sich hinterm Ohr gekratzt – und nachgedacht, was es sein könnte."

Gesprächsimpuls

Erzählen Sie Geschichten mit Tieren, die Sie selber erlebt haben. Vielleicht erinnern sich Ihre Zuhörer ebenfalls an eine Geschichte aus dem eigenen Leben.

Schlaue Tiere

Aktivierungstipp

Hängen Sie vor dem Fenster einen Meisenknödel auf. Beobachten Sie zusammen die Vögel.

Paula und Hannelore sitzen beim Kaffee. Hannelore schaut aus dem Fenster. „Sieh nur, die Kohlmeise. Sie pickt am Meisenknödel." Die gelben Federn der Meise glänzen in der Sonne.

Paula erklärt: „Vögel sind ganz schön schlau. Allen voran die Elster."

Hannelore lächelt. „Die Elstern haben es ja schon bis in unsere Redensarten geschafft. Man spricht ja von der *diebischen Elster*."

Paula nickt. „Das hat auch seinen Grund. Wenn etwas glänzt, greift die Elster zu und fliegt davon."

Hannelore zeigt auf einen Baum: „Schau mal. Da flitzt ein Eichhörnchen hinauf."

Paula erklärt: „Auch die Eichhörnchen sind ganz schön gerissen."

Hannelore fragt: „Ja, warum?"

Paula lächelt. „Stell dir ein Eichhörnchen vor, das eine Nuss gefunden hat. Manchmal tut es dann nur so, als ob es die Nuss vergraben würde – versteckt sie dann aber woanders."

„Warum denn das?"

„Damit sie kein anderes Eichhörnchen klaut."

Hannelore schüttelt den Kopf. „Das ist verrückt. Davon habe ich noch nie gehört."

Da muss Paula lachen. „Gestern habe ich einen klugen Raben beobachtet. Er hat eine Nuss geschnappt und auf die Straße geworfen. Dann ist ein Auto drüber gefahren. Die Nuss war geknackt – und der Vogel musste nur noch zubeißen."

Gesprächsimpuls

Tiere können ganz schön klug sein. Beobachten Sie gerne Tiere? Welche Tiere haben Sie zu Hause gehabt? Können Sie sich an ein besonders kluges Verhalten der Tiere erinnern? Wann haben Sie über Ihr Haustier gestaunt?

„Frau Zipfelinski" hört – oder nicht

Aktivierungstipp

Bringen Sie das Bild eines Hundes mit. Möglichst das Bild eines Hundes, das positive Erinnerungen weckt.

Jeden Tag geht Angelika mit ihrer Hündin spazieren. Ihre Hündin ist eine Dogge. Groß, mit braunen Haaren. Und die Dogge hört auf den Namen „Frau Zipfelinski". Naja, manchmal hört sie auch nicht. Aber dazu kommen wir gleich.

Angelika wohnt direkt am Stadtrand. Hinter ihrem Haus beginnt der Wald. Immer wieder geht Angelika dort mit ihrer Dogge spazieren. So auch gestern. Da war sie ganz alleine. Und dann sagte sie: „Frau Zipfelinski. Hier ist kein Mensch unterwegs. Also kannst du auch alleine herumrennen." So ließ sie ihre Hündin von der Leine. Sie tobte und sprang durch den Wald.

Und dann passierte es: Plötzlich tauchte ein Junge mit einem kleinen Dackel auf! Auch der Dackel rannte frei herum. Der Junge schrie ihm hinterher: „Fips, bleib hier!" Aber da war es schon zu spät. Dackel Fips und Dogge Frau Zipfelinski rannten aufeinander zu. Sie jagten einander. Der kleine Fips rannte dreimal um Frau Zipfelinski herum. Und die große Dogge verfolgte den Dackel. Aber der Dackel war schneller.

Der Junge rief: „Zum Glück spielen die beiden nur und

tun einander nichts.“ Er leinte seinen Dackel an und verschwand.

Am nächsten Tag traf Angelika den Jungen im Zug. Der Junge lächelte Angelika an: „Es tut mir leid, dass mein kleiner Dackel mir nicht immer gehorcht. Manchmal sage ich: Komm! Und dann kommt er – oder er kommt nicht. Ein andermal rufe ich: Sitz! Und dann setzt er sich – oder er setzt sich nicht.“

Angelika schaute auf den Jungen herab. „Ich habe da eine Idee. Du musst rufen: Komm oder komm nicht! Und: Sitz oder lass es bleiben! Dann wird dir dein Dackel immer gehorchen.“

Gesprächsimpuls

Lassen Sie Ihre Zuhörer Redensarten zu Erziehung von Mensch und Tier ergänzen:

Lehrers Kind und Pfarrers Vieh gedeihen selten oder … nie.

Was Hänschen nicht lernt, lernt Hans nimmer … mehr.

Kleine Kinder, kleine Sorgen – große Kinder, große … Sorgen.

Männer und Frauen

Willis Waschtag

Aktivierungstipp

Bringen Sie einen Korb voll Wäsche mit. Diese können sie gemeinsam ausschütteln und aufhängen.

Willis Ehefrau gibt Willi einen Rippenstoß. „Ich bin morgen ja unterwegs. Könntest du bitte die Wäsche waschen?"

Willi lächelt. „Aber natürlich kann ich das."

Zur Sicherheit schreibt Willis Frau aber dennoch einen Zettel, wie die Waschmaschine genau funktioniert: „Waschmittel in das linke Fach. Weichspüler rechts hinein. Dann die bunten Pullover in die Maschine. Bei dreißig Grad waschen."

Willi schüttelt den Kopf. „Paaah. Ich weiß doch, wie ich eine Waschmaschine bedienen muss."

Also gibt er am nächsten Tag Waschmittel und Weichspüler in die entsprechenden Fächer – und lässt die Maschine laufen. Und wieder schüttelt er den Kopf. „Paaah. Natürlich kann ich Wäsche waschen. Das ist doch kein Problem."

Abends geht er in die Waschküche. Die Luft duftet fein nach Waschmittel. Und Willi freut sich schon darauf, die flauschigen Pullover aufzuhängen.

Aber da! Willi öffnet die Tür der Waschmaschine. Klack – und er stellt fest: Die Maschine ist ja leer. „Oh nein." Willi schüttelt den Kopf. „Ich habe vergessen, die Wäsche in die Maschine zu tun."

Gesprächsimpuls

Pannen beim Waschen – was kann alles schief laufen, wenn man Wäsche wäscht? Was ist Ihnen schon einmal passiert? Haben Sie auch schon einmal vergessen, Wäsche in die Maschine zu tun? Oder zu heiß gewaschen – und die Wäsche ist eingelaufen? Oder vielleicht weiß und bunt zusammen gewaschen – und die weiße Wäsche wurde bunt? Kein, zu viel oder zu wenig Waschpulver in die Maschine gefüllt?

Kleider machen Leute

Aktivierungstipp

Legen Sie vor/nach dem Lesen der Geschichte gemeinsam Wäsche zusammen. Sie können zum Beispiel Socken frisch gewaschen aus der Maschine mitbringen. Große und kleine, rote und gelbe, schwarze und graue Socken. Nun sortieren Sie diese Socken. Suchen Sie die Paare zusammen, die zusammen gehören.

Sophia hängt Wäsche auf. Gerade hat sie einen Korb mit Wäsche gefüllt. Socken und Hemden, Hosen und eine Jacke. Es riecht nach Zitrone. „Hmmm. Ein schönes Gefühl. Alles ist sauber."

Sophia riecht an den Klamotten. Da fällt ihr eine Redensart ein: „Jemand guckt dumm aus der Wäsche." Sophia runzelt ihre Stirn. Sie überlegt: Ob es wohl noch mehr Redewendungen gibt, die mit Wäsche zu tun haben?

Sophia hängt ein Hemd auf. „Ah ja", erinnert sie sich. „Wenn jemand großzügig ist, sagt man: Der gibt sein letztes Hemd. Damit ist gemeint: Jemand gibt alles für andere. Man sagt auch: Das letzte Hemd hat keine Taschen. Wer das sagt, betont: Es lohnt sich nicht, Reichtümer zu sammeln. Niemand wird etwas mitnehmen."

Dann schüttelt Sophia die Hose aus. Sie muss an ihre Nachbarin denken: „Die hat ihrem Mann immer gesagt, was er tun soll. Die Leute haben gesagt: Sie hat die Hosen an. Und was hat es mit der Hose zu tun, wenn etwas schief läuft? Richtig: Da ist etwas in die Hose gegangen. Und fürchtet sich jemand vor etwas, sagt man: Ihm ist das Herz in die Hosen gerutscht. Es gibt ganz schön viele Redensarten rund um die Hose."

Schließlich hängt Sophia die Socken auf. Einen nach dem anderen. Sie lächelt, weil ihr gleich ein paar Sprüche dazu einfallen: „Wenn sich jemand beeilt, sagt man: Er macht sich auf die Socken. Oder auch: Ihm qualmen die Socken. Ist jemand überrascht, heißt es: Er ist von den Socken."

Als letztes Kleidungsstück streicht Sophia eine Jacke glatt. Die fleißige Hausfrau wiegt den Kopf hin und her. „Das hat Spaß gemacht. Jetzt fällt mir keine Redensart mehr zu Klamotten ein. Aber egal: Das ist doch Jacke wie Hose."

Gesprächsimpuls

Gibt es ein Kleidungsstück, das Ihnen besonders wichtig ist? Eine besondere Hose oder Jacke zum Beispiel? Wo haben Sie Ihre Klamotten immer gekauft? Sind Sie gerne Kleider kaufen gegangen? Oder haben Sie Ihre Kleidung selber geschneidert?

Die Blumen müssen weg

Aktivierungstipp

Besorgen Sie Einrichtungsgegenstände aus der Kindheit der Zuhörer – oder ein Bild davon. Zum Beispiel einen Nierentisch, eine Musiktruhe oder einen Schallplattenspieler.

Agathe schimpfte: „Unsere Wohnung sieht langweilig aus. Dann rief sie ihren Mann: „Du, Ernst, stell mir doch mal die Blumen auf die andere Kommode.“ Ernst kam – und stellte die Blumen um.

Agathe betrachtete die Blumen. Und sie runzelte die Stirn. „Du, Ernst. Das Schränkchen sieht jetzt so leer aus. Stell es doch einmal hier in die andere Ecke. Und dann stell das Telefon drauf.“

Ernst tat, wie es ihm seine Gattin aufgetragen hatte. Dann schaute sich Agathe im Raum um. Sie schüttelte den Kopf. „Oh nein. Jetzt wirkt diese Ecke so leer. Bitte nimm den Schrank und schieb ihn in die leere Ecke.“ Wieder tat Ernst, worum ihn seine Frau gebeten hatte.

Und so ging es weiter. Agathe fielen immer mehr Möbel und Gegenstände auf, die verschoben werden mussten. Kein Tisch und kein Sofa waren vor ihren Ideen sicher. Und Ernst schob und ruckelte, hob und quetschte. Und zuletzt stand nichts mehr, wie es einmal war.

Agathe betrachtete die Wohnung. Sie wiegte ihren Kopf hin und her. „Du, Ernst, weißt du was? Das ist zwar nett. Aber am schönsten war es doch, wie es früher war.“

Ernst schüttelte den Kopf und lachte. Dann stellte er Tisch, Kommode, Sofa und Blumenvase zurück.

Agathe betrachtete alles und strahlte. „Hin und wieder muss man zu Hause mal umräumen, damit man sich wieder wohl fühlt."

Gesprächsimpuls

Haben Sie immer wieder einmal die Möbel umgeräumt? Oder blieb zu Hause alles gleich? Waren Sie sich als Ehepaar einig darüber, dass Sie Möbel umstellen wollten? Oder waren Sie verschiedener Meinung?

Neulich am Bahnhof

Aktivierungstipp

Wie kann man sich die Zeit alleine oder zu zweit vertreiben? Zählen Sie einige Zeitvertreibe auf, z.B. Karten spielen, würfeln, Rechenaufgaben lösen. Vielleicht möchten Sie gleich gemeinsam etwas davon tun.

Herbert und Anette haben ein anderes Zeitverständnis. Neulich haben sie das wieder am Bahnhof gemerkt. Da jammerte Anette: „Oh nein, der Zug fährt erst in sechzehn Minuten. Sechzehn Minuten stehe ich am Bahnsteig herum. Ich vergeude sechzehn Minuten meines Lebens."

Herbert antwortete darauf: „Mir geht's da anders. Ich genieße die Zeit."

Anette zog die Augenbrauen herauf: „Hä? Genießen? Wie kannst du die Zeit am Bahnhof genießen?"

„Na, da kann ich Sachen machen, zu denen ich sonst nie komme."

„Zum Beispiel?"

Herbert lächelte. „Ich kann die Leute beobachten. Hast du schon mal gesehen, auf wie viele Arten Menschen ihr Vesper essen? Der eine hat es in Papier gehüllt, der nächste in einer Plastikdose verstaut. Einer schlingt es hinunter. Die andere kaut auf jedem Bissen zigmal herum. Und der Dritte trinkt nur ein Bier."

Anette schüttelte den Kopf. „Aber du kannst doch nicht die ganze Zeit nur Menschen beobachten."

Herbert zuckte mit den Achseln. „Dann kann ich noch die Zeitschriften im Kiosk anschauen, einen Kaffee trinken, den Fahrplan studieren, mir ein Reiseziel für den nächsten Urlaub überlegen – und vor mich hin träumen. Man träumt sowieso viel zu wenig im Leben."

Da musste Anette lachen. „Ich glaube, das probiere ich auch einmal. Wahrscheinlich sind mir dann sechzehn Minuten viel zu wenig."

Gesprächsimpuls

Sind Sie früher gerne mit dem Zug gereist? Was haben Sie auf dem Bahnsteig gemacht? Musste man in Ihrer Kindheit noch eine Bahnsteigkarte lösen, um auf den Bahnsteig zu gelangen? Was waren Ihre liebsten Reiseziele mit dem Zug? Sind Sie in der ersten oder zweiten Klasse gereist? Waren Sie meistens alleine oder mit anderen unterwegs?

Pünktlich wie Herr Maurer

Aktivierungstipp

Bringen Sie Fotos (z. B. aus Zeitschriften) von verschiedenen Menschen mit. Schauen Sie diese zusammen an. Welche Menschen sind eher locker und welche eher streng und korrekt gekleidet?

Herr Maurer ist immer korrekt. Er trägt immer eine Krawatte. Und der Knoten ist stets akkurat gebunden. Sogar abends, wenn er auf dem Sofa sitzt und fernsieht, hat Herr Maurer eine Krawatte an. Seine Frau schüttelt manchmal den Kopf und schmunzelt: „Mensch, Maurer. Kannst du nicht mal locker sein?"

Nein. Das kann er nicht. Herr Maurer ist stets korrekt. Seine Frau findet: „Das hat auch Vorteile. Wir sind immer pünktlich. Seit ich meinen Mann kenne, bin ich überall auf die Minute genau angekommen." Warum das? Weil Herr Maurer korrekt ist. Er plant genau, wann er los fahren muss. Und dann darf nichts dazwischenkommen. Denn Herr Maurer weiß: „Ich muss los. So früh, wie ich es geplant habe. Ansonsten komme ich zu spät."

Herr Maurers Frau neckt ihn manchmal. Sie sagt: „Heute sind wir wieder pünktlich. Pünktlich wie Herr Maurer." Herr Maurer muss dann immer lachen. Denn er weiß ja, warum seine Frau das sagt. Es gibt eine Redensart, die ähnlich klingt. Sie heißt allerdings nicht: „Pünktlich wie Herr Maurer". Nein, diese Redensart heißt: „Pünktlich wie die

Maurer". Frau Maurer lacht auch darüber: „Ob die Maurer immer so pünktlich sind, weiß aber kein Mensch. Aber mein Mann, der Herr Maurer – der ist immer pünktlich. Garantiert."

Gesprächsimpuls

Nennen Sie, außer „Maurer", noch weitere Begriffe mit „M", die etwas mit einem Beruf zu tun haben. Beispiele: Meterstab, Maler, Meister,...

Variante: Nennen Sie Worte zum Beruf, ohne dabei das Alphabet zu beachten.

Schwierige Variante: Nennen Sie Begriffe über Berufe, Hobbys und Tätigkeiten von A bis Z. Beispiele: Arzt, Bäcker, Christbaumverkäufer,...

Was sich liebt, das weckt sich

Aktivierungstipp

Bringen Sie einen Wecker mit.

Ursula und Bernhard sind schon lange verheiratet. Und sie haben ein Motto, das sie immer wieder einmal im Spaß wiederholen: „Was sich liebt, das weckt sich." Nein, nicht „Was sich liebt, das neckt sich." Sondern: „Was sich liebt, das weckt sich." Denn immer wieder einmal ist es im Laufe ihres Lebens vorgekommen, dass einer den anderen geweckt hat.

Am Anfang ihrer Beziehung zum Beispiel. Da hat Bernhard um Ursula geworben. Abends stand er unter ihrem Fenster und hat kleine Steinchen an ihre Scheibe geworfen. Als sie dann das Fenster öffnete, lächelte sie und rief: „Was sich liebt, das weckt sich."

Später hat Ursula Kinder bekommen. In der Nacht haben sie geschrien. Manchmal ist Ursula aufgestanden. Und manchmal Bernhard. Oft mussten sie Windeln wechseln oder dem Baby etwas zu trinken geben. Ursula sagte einmal mit gequältem Lächeln nachts um drei Uhr: „Was sich liebt, das weckt sich." Und Bernhard musste lachen.

Inzwischen sind Ursula und Bernhard alt geworden. Manchmal schafft es Bernhard nicht mehr, nachts rechtzeitig aufs Klo zu gehen. Darum weckt Ursula ihn in letzter

Zeit öfter. Bernhard nimmt das mit Humor. Er sagt: „Was sich liebt, das weckt sich" – und geht auf die Toilette.

Gesprächsimpuls

Ursula und Bernhard sind ein Paar. Manche Paare sind berühmt geworden, weil sie so ähnlich oder auch verschieden waren. Weil sie zusammen gepasst haben – und trotzdem ganz anders waren. Lassen Sie Ihre Zuhörer z. B. diese Paare ergänzen:

Max und ... Moritz, Dick und ... Doof, Romeo und ... Julia, Tarzan und ... Jane, Tom und ... Jerry, Wum und ... Wendelin, Asterix und ... Obelix, Susi und ... Strolch, Schneeweißchen und ... Rosenrot, Hänsel und ... Gretel, Pünktchen und ... Anton, Adam und ... Eva, Kain und ... Abel, Maria und ... Josef

Achten Sie darauf, dass das Raten Spaß macht – und keine Stimmung wie in einer Prüfung aufkommt. Es geht nicht darum, jemanden abzufragen. Sondern Ihr Gegenüber soll merken: „Aha, ich weiß ja noch etwas."

Das Gras ist hoch

Aktivierungstipp

Bringen Sie Gras (vielleicht auch frisch gemäht) mit und riechen Sie gemeinsam daran.

Ingrid und Josef sind im Garten. Sie gehen durch das Gras. Die Grashalme kitzeln an ihren Knöcheln und Waden. Ingrid sagt: „Wow. Das Gras ist aber hoch geworden."

Josef verdreht die Augen. Er denkt: Schon wieder meckert meine Frau an mir rum. Also gut – dann muss ich halt das Gras mähen, damit sie zufrieden ist.

Eigentlich wollte Josef abends kegeln gehen. Aber stattdessen greift er zum Telefon: „Ich muss absagen für heute Abend. Ich muss den Rasen mähen, sonst hängt der Haussegen drei Wochen schief."

Und schon schiebt Josef den Rasenmäher durch den Garten. Alles stinkt nach Benzin und Öl. Und Josef schwitzt und schnauft. Josef wischt mit dem Ärmel die Schweißperlen von seiner Stirn.

Endlich hat er es geschafft. Da kommt Ingrid.

Josef lächelt. „Schau mal. Ich habe den Rasen gemäht. Nur für dich."

Ingrid schüttelt den Kopf. „Aber warum?"

Josef antwortet: „Na, weil du gesagt hast: ‚Wow. Das Gras ist aber hoch geworden.'"

Da muss Ingrid lachen. „Und dann hast du verstanden: Josef, mähe mir den Rasen. Er ist mir zu hoch."

Josef lächelt. „Genau."

Ingrid erklärt: „Aber ich wollte damit eigentlich sagen: Das hohe Gras gefällt mir. Ich laufe gern barfuß durch die Wiese."

Jetzt muss auch Josef lachen. „Na, dann hätte ich ja auch kegeln gehen können."

Da fällt Ingrid eine gute Lösung ein: „Hol doch deine Freunde nach dem Kegeln ab. Dann könnt ihr im Garten grillen und ein Bier trinken. Der Rasen ist jetzt ja frisch gemäht."

Gesprächsimpuls

Gehen Sie einmal barfuß auf verschiedenen Böden. Beispielsweise auf Gras, Sand oder Erde.

Handwerk und Hobby

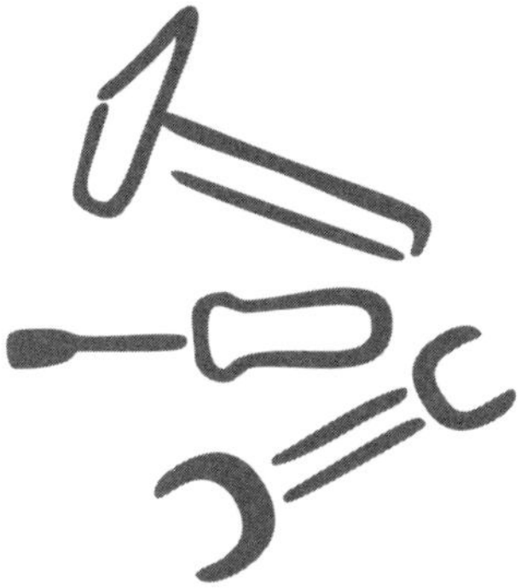

Wolfgangs Ersatzteillager

Aktivierungstipp

Bringen Sie Kleinteile mit, die mit dem Auto zu tun haben. Etwa einen Wagenheber, ein Warndreieck oder einen Verbandskasten. Oder ein Spielzeugauto.

Wolfgang hat als KFZ-Mechaniker gearbeitet. Und er hat es geliebt, an Autos herumzuschrauben, zu schweißen oder Filter zu wechseln. Er liebt den Geruch nach Öl und Benzin. Und er hat unzählige Reifen und Zündkerzen gewechselt.

Seine Frau Monika hat immer gesagt: „Was, wenn du einmal in den Ruhestand kommst?“

Darauf hat Wolfgang im Spaß geantwortet: „Dann lasse ich mir von meinem Chef ein paar alte, kaputte Autos schenken – und baue unsere Wohnung um. Mit lauter Autoteilen.“

Und aus Spaß wurde schließlich Ernst: Wolfgang kam in den Ruhestand.

Wolfgang schlug seiner Frau vor: „Wie wäre es, wenn ich einen Autospiegel neben das Küchenfenster schraube? Wenn es klingelt, siehst du durch den Spiegel, wer vor dem Haus steht.“

„Das ist eine tolle Idee“, fand Monika. Also schraubte Wolfgang den Spiegel neben das Fenster. Bei dieser Gelegenheit brachte er auch gleich noch zwei Scheibenwischer ans Fenster an. Er erklärte seiner Frau: „Wenn es regnet, musst du nur noch an diesem Hebel ziehen – und du hast den vollen Durchblick.“

Monika sagte: „Hast du auch noch ein paar Ersatzteile für unseren Garten?“

„Hmmm“, dachte Wolfgang nach.

Bald legte der Rentner ganze Stapel mit Autoreifen in den Garten. Die füllte er mit Erde und erklärte: „Das sind die neuen Hochbeete.“ Zur Bewässerung baute er außerdem eine Scheibenwaschanlage in den Garten ein. Und den Benzintank baute er zum Regenfass um.

Dann widmete er sich wieder der Wohnung. Rund um den Wohnzimmertisch baute Wolfgang vier Autositze ein. Seiner Frau erklärte er stolz: „Die Sitze sind mit Leder bezogen. Und sie sind höhenverstellbar. Und für den Winter habe ich noch eine Sitzheizung eingebaut.“

Als Nächstes baute Wolfgang einen eigenen Wecker. Morgens um sieben Uhr dröhnte eine Hupe. Und wenn er um zehn nach sieben noch nicht aufgestanden war, schaltete sich das Fernlicht ein und blendete ihn.

Zuletzt hatte er noch eine Idee für die Küche. Er schraubte über dem Herd herum – und erklärte Monika: „Jetzt hast du einen Dunstabzug. Ich habe einen Luftfilter eingebaut.“

„Na prima“, lächelte Monika. „Dann gibt’s ab sofort bei uns nie wieder dicke Luft.“

Gesprächsimpuls

Zählen Sie zusammen verschiedene Automarken auf: BMW, Audi, Mercedes, VW, Porsche, Mazda, Fiat, Opel, Ford, Alfa Romeo, …

Was für ein Auto sind Sie früher gefahren? Haben Sie sehr auf die Pflege Ihres Autos geachtet? Oder war es für Sie nur ein Fortbewegungsmittel? Haben Sie früher Ihr Auto selber repariert und gewartet? Was haben Sie daran selber gemacht? Reifen gewechselt, Ölwechsel, Scheibenwaschanlage aufgefüllt, Ölstand kontrolliert …

Der Klempner

Aktivierungstipp

Bringen Sie Werkzeug mit. Etwa einen Schraubenschlüssel oder einen Hammer. Achten Sie darauf, dass sich niemand damit verletzt.

Huberts Enkel macht sich selbstständig. Er ist Klempner. Jetzt hat er sich eine Werkstatt eingerichtet. In den Regalen liegen Rohre und Verbindungsstücke, Wasserhähne, Zangen und Schrauben, verschiedene Bleche und Drähte.

Stolz führt der Enkel seinen Opa durch die Werkstatt: „Schau mal, Opa. Hier habe ich alles, um Wasserhähne anzuschließen." Und er zeigt in eine Ecke der Werkstatt.

Der Opa deutet in eine andere Ecke: „Und hier? Sind hier deine Elektrowerkzeuge?"

Der Enkel nickt. „Genau. Zum Beispiel eine Bohrmaschine und eine Flex. Und ich zeige dir noch mein neues Auto. Damit kann ich zum Kunden fahren. Dann habe ich alles dabei, was ich brauche."

Der Opa staunt. Er schmunzelt und sagt: „Also, wenn ich das sehe, kann ich mir bloß noch wünschen, dass bei mir bald wieder mal ein Rohr kaputtgeht."

Gesprächsimpuls

Was findet man alles in der Werkstatt eines Handwerkers? Zange, Hammer, Schraubendreher, Hobel, Schmirgelpapier, Schraubstock, Werkbank, Sägespäne, Bohrmaschine, Holzbretter, Schraubenschlüssel, …

Das Wandern ist des Friedrichs Lust

Aktivierungstipp

Bringen Sie einen Spazierstock mit.

Friedrich wandert gerne und oft. Nicht nur alleine. Nein, er führt auch Wandergruppen. Und die Leute sind begeistert. Friedrich kann so viele Geschichten erzählen. Neulich aber ist ihm etwas passiert. Das sollte am besten niemand erfahren. Sonst hat Friedrich seinen guten Ruf als Wanderführer verloren. Für immer. Also bitte – verraten Sie das bloß niemandem …

Friedrich war mit vierzig Leuten unterwegs. Sie wanderten durch Hinterfeldheim. Und Friedrich erklärte: „Sie sehen die Kirschdotterblume. Eine seltene Pflanzenart. Die gibt es nur in Hinterfeldheim. Bereits in Vorderfeldheim finden Sie keine Kirschdotterblumen mehr." Die anderen Wanderer waren begeistert. Und Friedrich erzählte und erzählte. Und vergaß, auf die Wandergruppe zu achten.

Vorne in der Gruppe wanderte eine Frau namens Margot. Margot hatte ein Problem. Sie musste aufs Klo. Das ist ganz schön schwierig, wenn man mit einer Gruppe wandert. Also ließ sich Margot ein wenig nach hinten fallen. Plötzlich merkte sie: Da links ist eine Abzweigung. In den Wald. Und Margots Blase drückte. Also überlegte Margot nicht lange – sondern bog in den Wald ab.

Der Wanderer hinter ihr dachte dann: „Oh, die Wandergruppe biegt links ab.“ Also folgte er Margot. Und der Wanderer danach folgte dem Wanderer, der Margot folgte. Die anderen Wandersleut taten das ebenfalls. So kam es, dass dreißig Wanderer hinter Margot in den Wald abbogen. Margot sagte sich: „Puh, ich kann doch niemandem sagen, dass ich in den Wald pinkeln wollte. Das tut man doch nicht.“ Und sie wanderte weiter. So, als ob nichts wäre.

Wanderführer Friedrich merkte nicht, dass er schon den Großteil der Wanderer verloren hatte. Er redete immer weiter: „Vorderfeldheim liegt viel höher als Hinterfeldheim. Darum ist dort das Klima auch rauer und deshalb gibt es nur in Hinterfeldheim Kirschdotterblumen.“

Margot eilte weiter durch den Wald. Die Menschen folgten ihr – und folgten ihr – und folgten ihr. Und Margot merkte inzwischen schon nichts mehr von dem Schmerz in der Blase. Sie irrte durch den Wald. Dann führte der Weg wieder heraus. Dreißig Wanderer waren hinter Margot. Und sie kamen an ein Dorf. Davor ein Ortsschild: „Vorderfeldheim“. Margot führte die Menge durch das Dorf ins Zentrum. Dort befand sich eine Gaststätte. Margot sagte: „Glauben Sie dem Wanderführer nicht alles. In Vorderfeldheim ist nicht alles schlecht. Hier gibt’s sogar eine Toilette.“ Sie verschwand in der Gaststätte – und dort auf dem Klo.

Wanderführer Friedrich erklärte inzwischen den anderen Wanderern, wie viele Blütenblätter die Kirschdotterblumen haben – und warum sie so gut gedeihen. In Hinterfeldheim. Und Margot genoss mit ihren Wanderern Kaffee und Kuchen. In Vorderfeldheim.

Und wenn Sie es nicht verraten, wird es nie jemand merken, dass Friedrich seine Wandergruppe verloren hat.

Gesprächsimpuls

Stimmen Sie zusammen das Lied „Das Wandern ist des Müllers Lust“ an. Den Text zum Lied finden Sie zum Beispiel im Internet oder in verschiedenen Liederbüchern.

Ein Tanz mit Hans

Aktivierungstipp

Bringen Sie Bilder von Tanzpaaren mit.

Barbara geht gerne zum Tanzen. Sie liebt es, sich im Takt zu bewegen und sich um die eigene Achse zu drehen. Ob Fox Trott, Rumba oder Walzer – Barbara kennt alle Tänze.

Neulich hat Barbara erst mit Robert und dann mit Hans getanzt. Und das war schon ein Unterschied.

Der Robert konnte zwar ganz perfekt tanzen: Links, rechts – tapp. Links, rechts – tapp. Links, rechts – tapp. In diesem Takt wirbelte er Barbara durch die Luft. Das war ein Vergnügen!

Aber: Robert war zu perfekt. Wenn Barbara nur einmal mit dem falschen Fuß zuerst auftrat, verdrehte er die Augen. „So macht mir das doch keinen Spaß mehr“, murmelte Barbara vor sich hin.

Und dann kam Hans. „Darf ich zum Tanz bitten, meine Dame?“ Natürlich durfte er. Barbara griff nach seiner Hand. „Selbstverständlich, mein Herr.“

Den Rest des Abends tanzte Barbara mit Hans. Manchmal kamen sie aus dem Takt. Und manchmal trat Hans auf Barbaras Füße. Aber das machte Barbara nichts aus. Sie tanzte – und stellte fest: Hauptsache ist doch, wir haben beide Spaß.

Der Abend hat sich gelohnt – beim Tanz mit Hans.

Gesprächsimpuls

Probieren Sie doch einmal ein paar Tanzschritte gemeinsam aus. Auch wenn man sich vielleicht nicht mehr so gut bewegen kann. Auch im Sitzen ist es noch möglich, Tanzschritte zu machen.

Nicht mehr alle Tassen im Schrank

Aktivierungstipp

Bringen Sie verschiedene Tassen mit.

Bärbel hatte einige Tassen. Aus Porzellan mit einem goldenen Rand. Ihre Mutter hatte sie ihr geschenkt. Als Aussteuer.

Aber im Laufe der Zeit sind einige Tassen kaputtgegangen. Bärbel schimpfte: „Mist. Nun habe ich nicht mehr alle Tassen im Schrank. Auf meine letzten drei Tassen werde ich besonders aufpassen." Denn die Tassen waren ihr viel wert – sie erinnerten sie an ihre Mutter.

Bärbel sagte: „Aller guten Dinge sind drei. Wenigstens habe ich noch drei Tassen."

Aber eines Tages passierte es doch. Bärbel hatte zwei dieser Tassen in der Hand. Und hoppla – sie stolperte. Und die Tassen fielen auf den Boden und zerbrachen.

„Oh nein." Bärbel schluckte. „Jetzt habe ich nur noch eine Tasse."

Immer wenn Bärbel diese Tasse anschaute, wurde sie traurig. Und sie sah die Tasse jeden Tag. Weil sie aber nicht jeden Tag traurig sein wollte, beschloss sie: „Jetzt schenke ich diese Tasse meiner Freundin."

Bärbels Freundin lächelte: „Das finde ich toll. Ich werde jedes Mal an dich denken, wenn ich aus dieser Tasse trinke. Und dann werde ich mich immer freuen, dass es dich gibt."

Bärbel schmunzelte: „Das ist ja sogar noch viel schöner, als wenn man selber alle Tassen im Schrank hat.“

Gesprächsimpuls

Machen Sie leichte Rechenaufgaben mit Tassen. Zusammenzählen („Und wenn ich jetzt eine Tasse dazu stelle, habe ich … fünf Tassen“), Teilen („Ich habe hier sechs Tassen. Und wenn ich sie in zwei Gruppen aufstelle, sind es jeweils … drei Tassen“) oder Abziehen („Jetzt nehme ich von diesen drei Tassen eine weg. Dann habe ich noch … zwei Tassen“).

Das Telefon – früher und heute

Aktivierungstipp

Bringen Sie ein altes Telefon von früher mit – oder Bilder von alten Telefonen.

Irmgard und Renate hatten eine tolle Idee: „Wir treffen uns heute zum Kaffee." Als Renate den Kaffee fertig gekocht hatte, nahm sie den Telefonhörer in die Hand, wählte Irmgards Nummer – und ließ das Telefon dreimal klingeln. Und Irmgard kam dann zu Renate und sie genossen ein Plauderstündchen bei Kaffee und Gebäck.

Wenn Irmgard Renate zum Spazierengehen einladen wollte, ließ sie Renates Telefon ebenfalls klingeln. Dann aber zweimal. Dann wusste Renate: Aha. Wir gehen spazieren. Wenn sie mitwollte, wählte sie die Nummer von Irmgard und klingelte einmal zur Bestätigung.

Mit den Jahren hatten Irmgard und Renate viele Zeichen vereinbart. Ohne das Telefon abzunehmen, wussten sie bald, was die andere Frau sagen wollte: „Ich denke gerade an dich." Oder: „Schalt mal das Radio ein. Da kommt etwas Gutes." Oder: „Ich habe gerade viele Kartoffeln. Kann ich sie mit dir gegen Eier tauschen?"

Dummerweise kam es dadurch zu vielen Verwechslungen. Renate stand vor dem Haus und schnürte ihre Wanderschuhe – aber Irmgard kam nicht. Oder Renate kochte Kaffee und musste ihn danach allein trinken.

Schließlich sagte Renate: „Das ist mir jetzt doch zu dumm. Die Zeiten, in denen die Telefoneinheiten so teuer waren, sind längst vorbei. Lass uns einfach miteinander reden.“ Und seit diesem Tag haben sich die beiden Frauen nie wieder verpasst.

Gesprächsimpuls

Warum hat man früher das Telefon nicht abgenommen, sondern hat sich auch durch Klingelzeichen mitgeteilt? Natürlich. Telefonieren war damals sehr teuer. Wie war das früher, als es die ersten Telefone gab? Haben Sie einmal einen Telefonierkurs besucht? Solche Kurse gab es zu Beginn des Telefons tatsächlich. Die Menschen lernten, wie man richtig telefoniert. In einem Kurs sagte einmal einer, der das Telefon erklärte: „Zuerst einmal sagen Sie am Telefon ‚Guten Tag‘. Dann holen Sie Luft. Erst dann sagen Sie Ihren Namen. Denn wenn Sie sich zu schnell melden, bekommt es der Andere vielleicht nicht mit, wer dran ist. Weil er noch so überrascht ist, dass jemand aus dem Telefon heraus redet.“ Telefonieren war zudem teuer – darum hat man sich kurz gefasst. Und manche Leute hatten Angst vor dem Telefon – sie hatten eine gewisse Scheu vor der neuen Technik.

Das Werbegeschenk

Aktivierungstipp

Bringen Sie eine Zigarette, eine Zigarillo oder eine Zigarre mit.

Waren Sie schon einmal auf einer Messe? Es gibt ja allerhand Messen in Deutschland. Die Buchmesse. Die Internationale Automobilausstellung in Frankfurt. Oder verschiedene Messen zum Thema Bau und Eigenheim.

Neulich war Peter auch bei einer Messe. Dort ging es um das Thema Tourismus. Es gab Stände, die Reisen anboten: auf die Malediven, in die Berge oder nach Amerika. Ferienhäuser wurden präsentiert. Und es gab Weine aus dem Breisgau und aus Rheinhessen.

An einem Stand stellte sich eine Gemeinde aus dem Schöngau vor: Bunzelfingen. Dort gibt es Weinberge. Und eine Tabakfabrik. Und von dieser Fabrik lagen Zigarren als Werbegeschenk am Stand.

Peter griff zu. Eine Zigarre wanderte in seine Tasche. Und noch eine. Und noch eine.

Zu Hause legte Peter sie auf seine Kommode und freute sich drüber. Jeden Tag ging er daran vorbei. Und immer wieder dachte er: Super, gratis bekommen.

Dumm daran ist nur, dass Peter schon lange nicht mehr raucht.

Gesprächsimpuls

Rauchen Sie? Zigarren, Zigaretten oder Pfeife? Haben Sie einmal geraucht? Haben Sie gerne geraucht? Wann haben Sie aufgehört? Wie haben Sie aufgehört?

Ganz schön frech

Die Tratsch-Hilde und die Schneiders

Aktivierungstipp

Bringen Sie Bilder mit, die an Straßenzüge von früher erinnern. Vielleicht ein Bildband über den Heimatort Ihres Zuhörers aus den fünfziger oder sechziger Jahren.

Hilde zerreißt sich oft das Maul über andere Leute. Darum nennt man sie in Bunzelfingen auch immer „Tratsch-Hilde".

Die Tratsch-Hilde lästert: „Frau Schneider hat sich einen Sonnenschirm gekauft. Hat die denn keine andere Arbeit, als unter dem Sonnenschirm zu sitzen?"

Und Hilde schimpft weiter: „Und neulich sind die Schneiders spazieren gegangen. Herr und Frau Schneider. Mitten in der Woche. Am hellen Tag. Haben die nichts anderes zu tun? Andere Leute müssen doch auch arbeiten. Solche Faulenzer."

Und zuletzt faucht die Tratsch-Hilde: „Und der Herr Schneider sitzt manchmal in seinem Garten auf der Hollywoodschaukel und träumt vor sich hin. Aber das Unkraut um ihn herum wuchert. Sieht der das denn nicht? Der müsste doch sein Unkraut ausreißen."

Aber die Schneiders wissen genau, wie die Hilde über sie redet. Und Herr Schneider sagt: „Das ist mir egal. Piepegal. Denn, so sagt schon die Redensart: Ist der Ruf erst ruiniert, lebt es sich ganz ungeniert."

Herr Schneider ist froh darüber, dass er seinen Weg gehen kann. Ohne Rücksicht auf Hildes Tratsch. Und Frau Schneider lächelt: „Die anderen Leute sollen sich ruhig den Kopf zerbrechen. Das ist mir gleichgültig."

Und Frau und Herr Schneider sitzen auf der Hollywoodschaukel. Unter dem Sonnenschirm. Ohne Hemmungen. Am Mittwoch. Das Unkraut soll ruhig sprießen. Und nachher gehen die Schneiders noch eine Runde spazieren.

Gesprächsimpuls

Worüber reden die Leute? Meistens über Schlechtes von den Nachbarn: Der eine grüßt nicht. Der andere war gestern betrunken. Der Dritte hat seine Bäume schon lange nicht mehr geschnitten. Manchmal reden sie aber auch Gutes: Der neue Nachbar ist nett. Im Laden gab es ein tolles Sonderangebot. Am Sonntag war netter Besuch da.

Der Urlauber

Aktivierungstipp

Bringen Sie Bilder mit. Zum Beispiel Bilder, die an Urlaub erinnern oder Bilder von einem VW Käfer.

Heute fährt jedermann in den Urlaub. Früher war das nicht so. Nein, früher haben die Leute gesagt: „Das kann ich mir nicht leisten.“ Oder: „Ich habe Wichtigeres zu tun, als in den Urlaub zu fahren.“ Und manche meinten: „Was sagen da die Nachbarn, wenn ich in den Urlaub reise?“

Fritz Hinzelfinger aus Bunzelfingen war egal, was die Leute dachten. Er sagte sich: „Ich reise jetzt auch mal gen Süden.“ Er packte seinen VW Käfer voll – und schon fuhr er über die Alpen nach Italien. Er schaute sich Rom an und Venedig, Pisa und Florenz. Immer wieder wischte er sich den Schweiß von der Stirn. Er stellte fest: „Hier ist es ganz schön heiß.“

Zu Hause in seinem Dorf Bunzelfingen redeten die Leute inzwischen über Fritz. Es hieß: „Der ist nach Italien gefahren.“ „Hat der daheim denn keine Arbeit?“ „Urlaub – wo hat man denn sowas schon gehört?“

Es dauerte nicht lange, bis die Leute aus dem Dorf einen Spitznamen für Fritz Hinzelfinger hatten: „Der Römer.“ Weil er in Italien im Urlaub war.

„Weißt du schon das Neueste“, tuschelten die Leute über Fritz. „Der Römer hat geheiratet.“ Oder „Der Römer hat ein Kind bekommen.“ Schon bald hieß die Familie von Fritz in ganz Bunzelfingen „die Römer“. Auch seine Söhne und Enkel.

Inzwischen lebt Fritz nicht mehr. Seine Nachkommen wohnen aber immer noch in Bunzelfingen. Und noch immer sagt man über sie: „Die Römer“. Aber es weiß wohl keiner mehr, dass der Spitzname daher kam, dass der Urgroßvater vor vielen Jahren Urlaub in Italien gemacht hat.

Gesprächsimpuls

Hatten Sie einmal einen Spitznamen? Wie hieß er? Wer hat Ihnen den gegeben? Hatte Ihre Familie einen Hausnamen, den alle Menschen im Viertel oder im Dorf benutzt haben? Waren Sie schon einmal im Urlaub in Italien? Wie sind Sie hin gefahren? Welche Orte haben Sie dort besucht?

Alternativ können Sie auch ein sommerliches Lieder-Raten, z. B. zum Lied „Zwei kleine Italiener“, veranstalten: Wie heißt dieser Schlager? Er stammt aus dem Anfang der 1960er Jahre. Gesungen wurde er von Conny Froboess. In dem Lied geht es um zwei Südeuropäer. Sie haben Sehnsucht nach Neapel – und ihren Frauen Tina und Marina. Wir können das Lied gemeinsam anstimmen (den Text zum Lied finden Sie auf verschiedenen Seiten im Internet).

Zug verpasst

Aktivierungstipp

Bringen Sie eine Zugfahrkarte, eine Modelleisenbahn oder einen Zugfahrplan mit.

Der Zugführer pfiff. „Vorsicht“, hieß das für die Fahrgäste. „Bitte von der Bahnsteigkante zurücktreten. Der Zug fährt gleich ab.“

Der Zugführer schaute auf dem Bahnsteig nach rechts und links: Kein Kind war in der Nähe der Bahn. Kein Fahrgast gefährdet. Also hob er sein Signal in die Höhe, einen Holzstab mit einer weißen runden Blechscheibe. Der Lokführer vorne in der Lok schaute aus dem Fenster den Zug entlang. Er sah die weiße Scheibe – und fuhr los.

Da stürmte ein Mann aus der Bahnhofshalle. Unbedingt wollte er noch auf den Zug. Er rannte durch die Menschenmassen. Er rempelte eine alte Frau an. Die stürzte auf den Boden. Der Zugführer sprang zu der alten Frau, streckte ihr die Hand hin und half ihr auf die Beine.

Und da passierte es: Der Zug fuhr ab. Am Bahnsteig stand der Zugführer – und auch der Mann, der so schnell zum Zug gerannt war. Beide hatten den Zug verpasst.

Der Mann, der die Frau umgeworfen hatte, lachte.

Der Zugführer fragte: „Warum lachen Sie?“

„Ich habe in der Eile ganz vergessen, meine Fahrkarte zu holen. Und jetzt habe nicht nur ich den Zug verpasst – sondern auch derjenige, der die Fahrkarte kontrolliert.“

Gesprächsimpuls

Eisenbahn – früher und heute: Das Signal, mit dem der Zugführer die Abfahrt anordnete, nannte sich „Befehlsstab“. Eine runde, weiße Blechscheibe an einem Stiel aus Holz. Heute gibt es stattdessen meistens Lichtsignale. Können Sie sich noch an den „Befehlsstab“ erinnern? Früher gab es Berufe bei der Bahn, die es heute nur noch ganz selten gibt. Zum Beispiel den „Streckenläufer“. Er marschierte an den Gleisen entlang und überprüfte sie auf Schäden. Oder den „Schrankenwärter“. Dieser musste an einer Kurbel drehen, wenn der Zug die Straße kreuzte. Vorher, um die Schranke herunterzulassen. Und danach, um sie wieder hochzukurbeln. Können Sie sich noch an die „Bahnsteigkarte“ erinnern? Diese musste man früher kaufen, wenn man auf den Bahnsteig wollte. Selbst, wenn man gar nicht mit dem Zug unterwegs war.

Der Lausebengel

Aktivierungstipp

Bringen Sie Fotos von früher mit, z. B. ein typisches Haus von damals. Ideal sind Bilder aus der Kindheit Ihrer Zuhörer.

Neulich hat Lausebengel Reiner tatsächlich Schwarzpulver in Opas Pfeife gestopft. Und als der Opa die Pfeife anzünden wollte, gab es eine Stichflamme – und Opa hatte ein schwarzes Gesicht.

Opa schimpfte: „Du Lümmel!"

Und gestern hat Reiner Spülmittel in Omas Teig gekippt. Das hat geschäumt! Und das Brot hat nach Seife geschmeckt.

„Igitt", hat die Oma gerufen. „Widerlich!" Und Reiner kicherte.

Vorhin hat Reiner den Hühnerstall aufgemacht. Und die Hühner sind rausgelaufen. Einfach so. Raus auf die Wiese. Oma und Opa sind den Hühnern hinterhergerannt und haben sie wieder gefangen. Das fand Reiner lustig. Der Junge lachte laut.

Schließlich packte Opa seinen Enkel Reiner am Kragen. Opa schrie: „Wenn du bis zu deinem Geburtstag noch einmal etwas anstellst, bekommst du dieses Jahr kein Geschenk!"

Jetzt hat Reiner wieder eine Idee. Er nimmt seine Wasserfarben. Damit malt er Opas Auto bunt an. Rot und gelb und grün und blau. Als der Opa das sieht, packt er Reiner und schimpft: „Ein Mann, ein Wort. Also dieses Jahr gibt's kein Geburtstagsgeschenk für dich."

Da antwortet Reiner: „Also, wenn ich's mir recht überlege, bleibe ich lieber ein Lausebengel – und verzichte auf die Geschenke." Und schon hängt er eine Schnur mit einer Blechdose an Opas Auto.

Gesprächsimpuls

Wortsalat: Schreiben Sie ein Wort in großen Buchstaben auf ein Stück Papier. Beispiel: „Lümmel", „Lausebengel", „Auto", „Oma", „Opa" oder „Enkel". Schneiden Sie die einzelnen Buchstaben auseinander. Lassen Sie Ihren pflegebedürftigen Angehörigen die Begriffe wieder zusammensetzen. Neben Erinnerungsvermögen trainiert das Puzzeln auch die Feinmotorik. Schneiden Sie die Buchstaben daher groß genug aus.

Alternativ: In dieser Geschichte kam ein „Lümmel" vor. Das ist ein Lausebengel. Früher gab es noch viele andere Begriffe, die man heute nicht mehr so gut kennt. Fragen Sie die Zuhörer, ob sie diese Begriffe kennen: Abort – Toilette, Klo, WC; Grüne Minna – Polizeiwagen, Gefangenentransporter; Gardinenpredigt – Strafrede der Ehefrau; Höchste Eisenbahn – sehr eilig, jetzt aber schnell; Knust – Randstück des Brotlaibes, Kanten; Zwirn – Anzug.

Der Schmuggler

Aktivierungstipp

Bringen Sie Bilder von einem Fahrrad oder Fahrrad-Zubehör mit (zum Beispiel eine Luftpumpe oder eine Klingel).

Werner radelt über die Grenze. Auf dem Gepäckträger seines Fahrrades befindet sich ein Pappkarton. Er ist gefüllt mit Sand.

Der Zöllner ruft: „Stopp. Ich kontrolliere einmal den Karton." Der Zöllner wühlt in der Kiste. Nichts. Er zischt Werner zu: „Also gut, fahren Sie weiter." Werner steigt auf sein Rad, fährt weiter und pfeift vor sich hin.

Am nächsten Tag fährt Werner wieder durch den Zoll. Wieder hat er einen Karton auf dem Gepäckträger. Und wieder ruft der Zöllner ihm zu: „Halten Sie an. Ich möchte Ihre Kiste durchsuchen." Aber wieder findet der Zöllner nichts. Außer Sand. Werner tritt in die Pedale und pfeift.

Dies wiederholt sich Tag für Tag. Jeden Tag das Gleiche: Werner auf dem Fahrrad. Ein Karton voller Sand auf dem Gepäckträger. Der Zöller wühlt in der Kiste. Aber der Grenzhüter findet nichts. Und Werner fährt pfeifend weiter.

Schließlich ist der Zöllner frustriert. Es platzt aus ihm heraus: „Ich flehe Sie an: Ich kann nachts nicht mehr schlafen. Ich weiß genau, dass Sie schmuggeln. Aber ich finde nicht heraus, was. Bitte verraten Sie mir, was Sie schmuggeln. Ich verspreche Ihnen auch, dass ich beide Augen zudrücke und Sie weiterfahren lasse."

Werner lächelt: „Gut, ich verrate es Ihnen." Er flüsterte: „Ich schmuggle Fahrräder." Und er tritt in die Pedale, fährt los und pfeift vor sich hin.

Gesprächsimpuls

Bringen Sie eine Kiste Sand mit. Suchen Sie darin nach Gegenständen, die Sie versteckt haben. Zum Beispiel eine Zitrone, einen Stein oder einen Hammer. Haben Sie schon einmal etwas geschmuggelt? Was haben Sie geschmuggelt? Beispiele könnten sein: Kaffee, Zigaretten, Alkohol …

Gut versichert

Aktivierungstipp

Bringen Sie einen Kuscheltier-Hund zum Streicheln mit.

Lausebengel Dieter hat immer wieder die alten Leute in seiner Straße geärgert. Beim Bauern hat er die Mistgabel versteckt. Einmal hat er Wurst vom Grill des Nachbarn geklaut. Und Frau Krauses Schäferhund Max hat er immer wieder Steine hinterher geworfen.

Eines Tages passierte es: Frau Krauses Hund lief frei herum. Und Dieter spazierte durch die Straße. Der Schäferhund knurrte, nahm Anlauf, sprang auf Dieter zu und zerrte an seinem Hosenbein.

Die Hundebesitzerin Frau Krause rief: „Aus, Max!" Sofort ließ der Hund los und ging zur Seite.

„Entschuldigung", rief sie. „Ist dir etwas passiert?"

Dieter rief: „Nein. Nur ein Kratzer."

Frau Krause warf einen Blick auf das Bein. Dann drängte sie Dieter: „Aber ich bringe dich noch zum Arzt. Der soll sich dein Bein anschauen."

Der Arzt bestätigte: „Kein Problem. Nur ein Kratzer."

Weil es Frau Krause so peinlich war, meldete sie den Fall der Versicherung.

Dieter bekam Schmerzensgeld. Stolze 300 Mark.

Als Dieter Frau Krause wieder traf, sagte er: „Also wenn ich wieder 300 Mark dafür bekomme, kann mich der Hund ruhig nochmal beißen."

Gesprächsimpuls

Fragen Sie die Zuhörer: Welche Versicherungen kennen Sie? Krankenversicherung, Autoversicherung, Haftpflichtversicherung ... Welche Versicherungen haben Sie abgeschlossen? Welche Versicherungen haben Sie einmal gebraucht?

Das Gartenhaus

Aktivierungstipp

Bringen Sie Bilder vom Garten mit.

Es war kaputt und es regnete hinein. Ins Gartenhaus der Familie Hanslmaier. Das Häuschen war von Blumenbeeten eingerahmt. Der Sturm hatte drei Dachziegel heruntergefegt. Zwei Bretter hingen von der Wand herab. Und wieder einmal schimpfte Frau Hanslmaier mit ihrem Mann: „Das Gartenhaus. Wann reparierst du es endlich?“

„Gleich morgen“, versicherte der Gatte. Aber am nächsten Tag reparierte er das Gartenhäuschen nicht. Auch nicht am übernächsten Tag.

Frau Hanslmaier saß im Garten, ärgerte sich und schimpfte: „Muss ich denn bis zum Sankt Nimmerleinstag warten, bis der Herr Ehemann das Gartenhaus repariert? Ts, ts, ts“, schüttelte sie den Kopf.

Dann passierte etwas. Unerwartet. In Hanslmaiers Garten roch es verbrannt. Dicker Rauch stieg nach oben. Flammen züngelten rund um das Gartenhaus. Es brannte – lichterloh. Frau Hanslmaier schaute auf das Häuschen und rief: „Ha! Damit wäre das Problem wohl auch erledigt!“

Als Herr Hanslmaier abends von der Arbeit nach Hause kam, hing noch der kalte Rauch in der Luft. Sofort fiel sein Blick auf die Überreste des Gartenhauses. Sogleich räumte er die Überreste beiseite - und baute ein neues Häuschen.

Und Frau Hanslmaier dachte sich: „Na prima. Und ich werde ihm nie verraten, dass ich das Häuschen selber angezündet habe."

Gesprächsimpuls

Aus eins mach 100: Dies ist ein etwas anspruchsvolleres Spiel für eine größere Gruppe. Schreiben Sie ein langes Wort auf ein großes Blatt Papier oder auf einen Flipchart. Verwenden Sie einen dicken Stift und schreiben Sie so groß, dass Ihre Zuhörer das Wort gut lesen können. Beispiel für ein Wort: „Gartenhäuschenbesitzer". Nun sollen die Teilnehmer aus den Buchstaben, die in dem Wort „Gartenhäuschenbesitzer" vorkommen, möglichst viele neue Wörter nennen. Die Buchstaben müssen dabei nicht „aufgebraucht" werden. Sie können immer wieder verwendet werden. Ziel ist es, möglichst viele neue Begriffe zu finden. Aus dem Begriff „Gartenhäuschenbesitzer" könnte man z.B. ableiten: „Hahn", „Brei", „Herz", „Bier", „Zahn", „Eisen". Fallen Ihnen noch mehr Begriffe ein? Probieren Sie es doch einmal in einer Gruppe aus.

Obst für Olaf

Aktivierungstipp

Tipp: Bringen Sie verschiedene Obstsorten und eine alte Waage mit. Es gibt Balkenwaagen und Waagen, bei denen man das Gewicht von Hand einstellen kann. Wiegen Sie dann verschiedene Obstsorten: eine Mandarine, eine Orange, eine Birne, eine Banane.

Olaf und seine Freunde sind als Lausebengel im ganzen Viertel bekannt. Jeden Tag hecken sie neue Streiche aus. Neulich haben sie das Fahrrad des Briefträgers versteckt. Und dem Bauern Lehmbichler haben sie letzte Woche die Gummistiefel mit Honig gefüllt. Ei, war das ein Spaß, als er darin kleben blieb …

Vor einigen Monaten hat Olaf etwas Neues entdeckt. Er grinste. „Ich kenne einen Ort, wo es leckeres Obst gibt.“ Schnell eilte er voran. Die anderen Kinder ihm hinterher. Olaf schlüpfte durch einen Zaun und dann stand er – im Pfarrgarten.

Er deutete auf einen Apfelbaum. „Seht nur!“ Rot leuchteten die Äpfel zwischen den grünen Blättern hervor. Olaf griff zu, biss hinein – und schmatzte. Ein Tropfen Saft lief aus seinem Mund und er leckte ihn mit der Zunge weg.

Immer öfter schlüpften die Kinder in den folgenden Monaten in den Pfarrgarten. Dort gab es stets saftiges Obst: Erdbeeren und Himbeeren, Birnen und Pflaumen, Quitten und Kirschen.

Eines Tages wackelte der Vorhang im Büro des Pfarrers. Und am nächsten Tag hing ein Schild im Garten: „Obst klauen verboten. Gott sieht alles!“

Doch Olaf und seine Freunde hatten eine Idee. Am nächsten Tag stand unter dem Schild: „Ja, aber Gott *petzt* nicht.“

Gesprächsimpuls

Mit dem Wiegen des Obstes können Sie verschiedene Aktivierungen anbieten: Obst nach Gewicht anordnen („Ist die Birne schwerer als der Apfel?“). Oder das Gewicht zusammen zählen („Sind Kiwi und Mandarine zusammen schwerer als die Orange?“).

Es stinkt zum Himmel

Aktivierungstipp

Erkunden Sie mit Ihren Zuhörern verschiedene Gerüche in der Umgebung. Zum Beispiel: Blumen, Kaffee, Brot, Käse, Reis, Nudeln.

Emma muss zum Arzt. Die Zeit ist knapp – also kürzt sie über die Wiese ab.

Als Emma im Wartezimmer sitzt, fängt es plötzlich an zu stinken. „Nanu?“, denkt sich Emma. „Was riecht hier denn?“ Die anderen Patienten mustern Emma. Von oben nach unten. Emma denkt sich: „Ist etwas mit mir?“ Sie schaut an sich hinunter. Sie zuckt mit den Achseln.

Da öffnet sich die Tür des Wartezimmers. Der Arzt im weißen Kittel ruft: „Die Nächste, bitte.“ Emma betritt das Sprechzimmer.

Jetzt prüft der Arzt Emma auf Herz und Nieren. Sie muss sich nach vorne beugen. Der Arzt sagt: „Atmen Sie mal tief ein und aus.“ Dann klopft der Arzt auf Emmas Rücken.

Zufrieden nickt der Doktor: „Bis jetzt ist alles prima. Nur eines kann ich nicht einordnen. Es riecht so komisch. Man könnte auch sagen: Es stinkt zum Himmel.“

Da zuckt Emma zusammen. Denn jetzt ist ihr eingefallen: „Ich habe vorhin über die Wiese abgekürzt. Da muss ich in ein Hundehäufchen getreten sein.“

Da räusperte sich der Arzt: „Würde es Ihnen etwas ausmachen, Ihre Schuhe vor die Türe zu stellen. Ich kann Sie ja auch in Socken untersuchen."

„Nein, kein Problem", schmunzelt Emma. „Ich fürchte nur, dann stinkt es gleich nach Käse."

Gesprächsimpuls

Welche Schuhgröße haben Sie? Welche Schuhgröße hat(te) ihr Partner?

Ein Spiel zu Redensarten: Bringen Sie einen großen, weichen Ball mit. Werfen Sie diesen Ihrem Gegenüber zu. Wenn Sie eine Gruppe betreuen, beziehen Sie alle mit ein. Sie können auch den Namen der Person rufen, die den Ball auffängt. Sie können auch gleichzeitig Redensarten ergänzen lassen. Beispiel: Beim Werfen des Balles sagen Sie „Wer den Schaden hat …" – Ihr Zuhörer, der den Ball fängt, sagt: „… braucht für den Spott nicht zu sorgen."

Vom Heiraten und Kinder kriegen

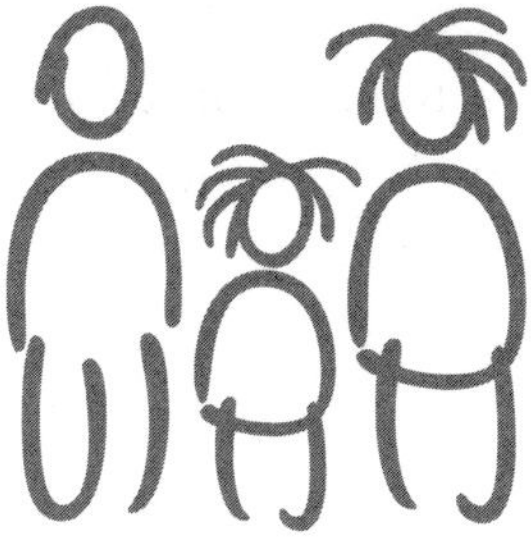

Der kleine Boxer

Aktivierungstipp

Bringen Sie Baby-Bilder mit.

Drei schwangere Frauen treffen sich im Wartezimmer ihrer Ärztin. Die Frauen plaudern munter miteinander.

Frau Happig, die erste Frau, erklärt: „Das Kind in meinem Bauch wird sicher einmal ein Tänzer. Er tanzt jetzt schon. Ich spüre es. Ganz deutlich. Boogie Woogie im Bauch."

Daraufhin erklärt Frau Klöser: „Also in meinem Bauch geht's gemütlicher zu. Mein Kind wird vielleicht einmal Beamter."

Frau Zickelbein aber schimpft: „Meiner wird wohl einmal ein Boxer. Es fühlt sich jetzt schon manchmal an, als ob er in meinem Bauch gegen einen Boxsack hauen würde."

Gesprächsimpuls

Für Frauen: Waren Sie einmal schwanger? Hat Ihr Kind im Bauch stark gestrampelt? Oder war es eher gemütlich? Hatten Sie ausgefallene Essenswünsche während der Schwangerschaft? Etwa Käse und Honig? Oder Saure Gurken und Schokolade? Oder Schoko-Creme und Chips?

Für Männer: Haben Sie Kinder? Sind Sie bei der Geburt dabei gewesen?

Man schlägt nicht nur mit den Fäusten – es gibt auch Redensarten zum Thema zum Ergänzen: Sieben auf einen … Streich, Er schlägt zwei Fliegen mit einer … Klappe, Ich glaub, mich trifft der … Schlag, Dem Glücklichen schlägt keine … Stunde, Das schlägt ihm auf den … Magen.

König Fußball und der Hochzeitstag

Aktivierungstipp

Bringen Sie einen Fußball mit. Spielen Sie eine Runde Ball mit Ihrem Gegenüber. Sie können sich einen Ball mit den Füßen zuspielen. Oder den Ball gegenseitig in die Hand geben.

Frau und Herr Hempel sind seit dreißig Jahren verheiratet. Frau Hempel mag Blumen. Und Herr Hempel ist ein großer Fußballfan.

In den ersten Jahren hat Herr Hempel seiner Frau zum Hochzeitstag immer einen Strauß rote Rosen geschenkt. Meistens ging er danach zum Fußballspiel.

Frau Hempel hat dann immer gestrahlt. „Danke, mein Lieber. Ich freue mich über Blumen."

Aber mit den Jahren hat Herr Hempel immer häufiger den Hochzeitstag vergessen. Er ging auf den Fußballplatz – und seine Frau ging leer aus.

Schließlich wurde es Frau Hempel zu bunt. Sie rügte ihren Mann: „Du hast bloß Fußball im Kopf! Du weißt nicht einmal mehr, wann wir geheiratet haben."

Ihr Ehemann wehrte sich. „Natürlich weiß ich das noch! Das war an dem Tag, an dem England gegen Italien 2:1 gewonnen hat."

Gesprächsimpuls

Haben Sie auch schon Fußballspiele im Fernsehen oder sogar im Stadion gesehen? Kennen Sie die Fußballregeln? Erinnern Sie sich an die Namen von bekannten Fußballspielern?

Die Schwarzfahrerin

Aktivierungstipp

Bringen Sie ein Foto von einem Zug mit – oder eine Modelleisenbahn.

Stefanie saß in der Bahn. Sie fuhr mit dem Regionalexpress von Hamburg nach Bremen. Sie schaute aus dem Fenster – und genoss den Ausblick über das flache Land, die Weite des Nordens.

Plötzlich schreckte sie hoch. „Die Fahrkarte, bitte", rief der Schaffner.

Stefanie zuckte zusammen. „Oh nein." Sie nestelte in ihrer Handtasche, tastete ihre Jackentaschen ab. Aber es half nichts. Vergessen! Sie hatte keine Fahrkarte dabei.

Sie schaute den Schaffner an. Er hatte dunkle Haare und einen sanften Blick. Ein schöner Mann. Stefanie schluckte. „Es tut mir sehr leid. Ich habe eine Fahrkarte gekauft. Aber ich habe sie zu Hause vergessen."

Der Schaffner schüttelte den Kopf. „Das kann ja jeder behaupten. Jeder, der keine Fahrkarte hat, ist ein Schwarzfahrer. Ganz einfach."

Stefanie schaute den Schaffner von unten an. Sie probierte ihren reizendsten Augenaufschlag. „Können Sie denn gar keine Ausnahme machen?"

Der Schaffner lächelte. „Morgen bin ich wieder in Bremen. Da lade ich Sie zum Essen ein. Zeigen Sie mir dann Ihre Fahrkarte. Mein Name ist übrigens Bernd Böpple."

Das war eine entzückende Idee. Am nächsten Tag trafen sich die beiden. Der Schaffner Bernd und Stefanie. Im Fischrestaurant am Bahnhof. Stefanie hatte ihre Fahrkarte aber wieder nicht dabei. Sie schmunzelte: „Ich habe gedacht, ich lasse die Fahrkarte wieder daheim. Dann haben wir einen Grund, um uns nochmal zu sehen."

Auch beim nächsten Mal hatte Stefanie die Fahrkarte nicht dabei. Also trafen sie sich wieder. Stefanie ging mit Bernd tanzen. Und bald machte er ihr einen Heiratsantrag.

Die Fahrkarte hat Bernd Böpple übrigens immer noch nicht gesehen. Aber das macht nichts. Stefanie ist seither nie wieder schwarzgefahren. Weil sie mit Bernd verheiratet ist, hat sie bei der Bahn nämlich inzwischen Freifahrten.

Gesprächsimpuls

Wie viel kostete früher eine Fahrkarte von ihrem Wohnort bis in die nächste Stadt? Sind Sie jemals schwarzgefahren? Wurden Sie dabei erwischt? Zählen Sie zusammen Bahn- oder S-Bahn-Stationen auf, die Ihr Gegenüber kennt. Zum Beispiel die Haltestellen vom früheren Arbeitsweg.

Der Hochzeitsanzug

Aktivierungstipp

Vielleicht finden Sie in einem Schrank oder auf dem Speicher ein Hochzeitskleid oder einen Hochzeitsanzug von früher. Oder Sie finden Bilder oder Fotos von Hochzeiten aus früheren Zeiten. Bringen Sie dies gerne mit.

Helga und Jürgen haben geheiratet. Helga hatte ein cremefarbenes Kleid an – mit Schleier und Schleppe. Und Jürgen trug einen braunen Anzug.

Eines Tages sagte Helga: „An unserem ersten Hochzeitstag können wir etwas Besonderes machen."

Jürgen lächelte. „Ich habe auch schon eine Idee. Du ziehst dein Brautkleid an und ich den Hochzeitsanzug. Dann gehen wir essen."

Helga schüttelte den Kopf. „Du bist verrückt. Einfach so? Mitten in der Woche? Mit Brautkleid und Anzug?"

Jürgen nickte. „Na klar. Jetzt haben wir die schönen Kleider schon gekauft. Wäre doch schade, wenn sie nur im Schrank hängen."

Schließlich nickte Helga: „Eine tolle Idee."

Jürgen foppte seine Frau: „Wenn du nicht schwanger bist, wird dir dein Kleid am Hochzeitstag sogar noch passen."

Als es soweit war, gab es jedoch ein anderes Problem. Helga war zwar nicht schwanger. Aber Jürgen passte der

Anzug nicht mehr. Helga hatte zu gut gekocht im ersten Ehejahr.

Gesprächsimpuls

Hatten Sie bei der Hochzeit ein weißes Kleid oder einen Anzug an? Haben Sie diese neu gekauft oder von jemandem bekommen? Haben Sie das Kleid oder den Anzug nochmal angezogen? Wie hat Ihre Hochzeitskleidung ausgesehen?

Wo bleibt meine Frau?

Aktivierungstipp

Sammeln Sie einige Bilder von Paaren aus Zeitschriften.

Horst steht an der Bushaltestelle. Er schaut in der Gegend herum. Gelangweilt. Die Vögel picken. Die anderen Passanten reden. Da kommt der Bus. Alle steigen ein. Außer Horst. Horst wartet weiter.

Sein Blick geht wieder die Straße hinauf und hinab. Er ist immer noch gelangweilt. Horst beobachtet, wie die Vögel ihre Federn putzen. Die Passanten sagen: „Da kommt er – der Bus." Alle steigen ein. Horst zuckt mit den Schultern – und bleibt stehen.

Horst wartet weiter. Da spricht ihn eine Frau an: „Ich beobachte Sie schon eine Weile. Sie stehen so gelangweilt hier herum. Und lassen einen Bus nach dem anderen losfahren. Worauf warten Sie eigentlich?"

Horst überlegt kurz. Dann antwortet er: „Ich warte auf meine Frau."

„Schön", lächelt die Frau. „Wo bleibt sie denn?"

Horst zuckt mit den Schultern. „Das frag ich mich auch. Ich kenne sie nämlich noch gar nicht …"

Gesprächsimpuls

Horst kennt seine Frau noch nicht. Er wartet noch auf sie. Wie alt waren Sie, als Sie geheiratet haben? Was würden Sie als Tipp weitergeben? Ist es besser, früh oder spät zu heiraten?

Überraschung bei den Hochzeitsfotos

Aktivierungstipp

Vielleicht können Sie Hochzeitsfotos Ihrer Zuhörer von z. B. den Angehörigen organisieren und mitbringen.

Schon als Mädchen hat Maria davon geträumt, im weißen Kleid zu heiraten. Und so war es dann auch. Die Gäste haben bei der Hochzeit geschwärmt: „Dein Kleid ist entzückend. Wie im Märchen.“

Ihren Lieblingskuchen, Mohnkuchen, gab es natürlich auch an der Hochzeit. Maria kann sich noch erinnern, dass sie am Kuchenbüffet stand und sich ein Extrastück Mohnkuchen auf den Teller lud. Der Mohn schmeckte lecker.

Dann wurde die Feier genossen. „Darf ich zum Tanz bitten?“, fragte ihr Bräutigam immer wieder. Und sie schwangen das Tanzbein. Viele Menschen haben ihnen die Hände geschüttelt und sich mit Maria und ihrem Mann gefreut.

Ein paar Wochen nach der Feier haben sie die Hochzeitsfotos bekommen. Und Maria ist ziemlich erschrocken über die Bilder: Das sah fürchterlich aus. Die Braut im weißen Kleid. Dazu weiße Zähne. Zwischen den Zähnen aber schwarzer Mohn.

Gesprächsimpuls

Hatten Sie ein weißes Brautkleid? Wo haben Sie gefeiert? Wie lief die Feier ab? Gab es einen Gottesdienst? Wer hat alles eine Rede gehalten? Gab es Geschenke?

Er erobert ihr Herz im Zug

Aktivierungstipp

Bringen Sie ein Foto von einem Zug oder eine Modelleisenbahn mit.

Emilie und Kurt sitzen nebeneinander im Zug. Sie haben heute viel erlebt. Die Beiden haben ein Picknick gemacht und eine Burg angeschaut. Emilie säuselt: „Das war ein schöner Sonntag."

Draußen geht die Sonne unter. Emilie packt ein Brot aus. Der Geruch des Zuges nach Diesel mischt sich mit dem Duft von Salami und Gurken. Der Sonnenuntergang taucht Emilie und Kurt ins rote Licht. Kurt gibt sich einen Ruck. Etwas wollte er eigentlich den ganzen Tag schon fragen – hat sich aber nicht getraut.

Kurt greift nach Emilies Hand. Er fasst sich ein Herz und fragt: „Emilie, willst du meine Frau werden?"

Emilie lächelt. Das hat sie sich schon lange gewünscht. Dass es Kurt merkt – und ihr einen Heiratsantrag macht. Mit einem entzückten Augenaufschlag sagt sie: „Ja."

Kurt hat Emilies Herz erobert. Und zwar im Zug.

Das hört sich fast so an, wie eine bekannte Redensart: Er erobert ihr Herz im Flug.

Aber wichtig ist doch nur eines: Dass Kurt Emilies Herz erobert hat. Ob nun im Zug oder im Flug ist zweitrangig.

Gesprächsimpuls

Heiratsanträge laufen verschieden ab. Vielleicht fragt der Mann seine Frau im Anschluss an ein Abendessen, ob sie ihn heiraten möchte. Oder er fällt vor ihr auf die Knie und überreicht ihr eine Rose. Oder die beiden wissen einfach, dass sie zusammen gehören – und es gibt keinen klassischen Heiratsantrag. Wie war das bei Ihnen?

Alternativ können Sie auch Redensarten zum Ergänzen aufzählen: Was sich liebt, das ... neckt sich. Liebe geht durch den ... Magen. Wo die Liebe hin ... fällt.

Oder Lieder zum Thema Liebe und Ehe anstimmen: Ein Vogel wollte ... Hochzeit machen. Du, du liegst mir am ... Herzen. Ich bin von Kopf bis Fuß auf Liebe ... eingestellt.

Leseprobe

Leseprobe aus

Peter Krallmann / Annelie Beel-Krallmann: Onkel Fritz geht baden

Baumarkt

„So, jetzt habe ich dich durch die Textilgeschäfte beim Kauf deiner Jacke begleitet. Das hat ja wirklich lange gedauert. Dafür, finde ich, gehst du jetzt mit in den Baumarkt." Nein, nicht schon wieder. Ich dachte es nur und sagte stattdessen: „Was willst du denn heute da? Wir haben doch Nägel, Schrauben, Pinsel und Bohrmaschinen in allen Versionen und in ausreichender Menge bis an unser Lebensende." „Und wenn wir ganz lange leben?", fragte mein Mann. Also gingen wir in den Baumarkt. „Heute hat der Baumarkt Schraubensortimente im Angebot: Kreuzschlitz, Inbus und metrisches Gewinde. So etwas muss man in ausreichender Anzahl im Haus haben." Im ersten Gang des Baumarktes schaute sich mein Mann die Bohrmaschinen an. „Das ist eine richtig gute Metabo, Profiausführung, aber teuer. Und dieser Akkuschrauber ist klasse."

„Ja, aber du hast doch schon zwei Bohrmaschinen."

„Und du hast mindestens zwei Jacken."

„Na komm, jetzt mal ehrlich. Du willst doch keine mehr kaufen – oder?"

Insgeheim traute ich ihm zu, dass er doch wohl gerne zugreifen würde. Gut, dass ich mitgegangen war in den Baumarkt. Weiter! Schon blieb er bei einem Sonder-

Leseprobe

angebot einer Flex stehen. „Guter Preis", staunte er. „Komm jetzt, du wolltest doch die Schraubensortimente kaufen."

Im Vorbeigehen griff er sich schnell noch ein Pinselsortiment. „Für alle Fälle", meinte er. Jetzt standen wir an der Mittelgondel und mein Mann hatte die Qual der Wahl. „Ich brauche kurze Schrauben mit Kreuzschlitz. Such du doch bitte die längeren, rostfreien mit Inbus und außerdem die verzinkten Schlossschrauben." So suchten wir und wühlten auf dem Angebotstisch, bis mein Mann endlich sagte: „Ach, ich nehme jetzt alle fünf Sortimente. Die kann man immer gebrauchen."

Ich konnte mir die Bemerkung nicht verkneifen: „Mann am Wühltisch im Baumarkt – Frau am Tisch mit Sonderangeboten im Textilladen – wo ist da eigentlich der Unterschied?"

(...)

Mensch ist Mensch – auch mit Demenz

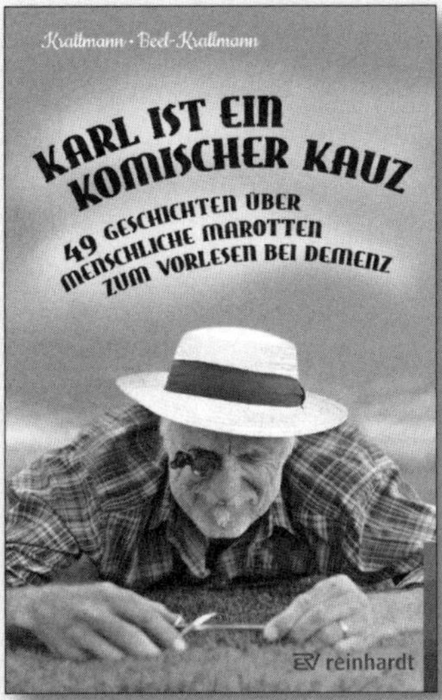

Peter Krallmann /
Annelie Beel-Krallmann
Karl ist ein komischer Kauz
49 Geschichten über
menschliche Marotten zum
Vorlesen bei Demenz
2016. 100 Seiten.
(978-3-497-02643-2) kt

In diesem Vorlese-Büchlein für Menschen mit Demenz werden die Besonderheiten des menschlichen Charakters beleuchtet. Typische Begegnungen – mal ernst, mal heiter. Alltägliche Persönlichkeiten – mal angepasst, mal skurril.

Wenn unterschiedliche Temperamente aufeinander prallen, kommt es mitunter zu grotesken Begebenheiten. Der Genießer kann den Hektiker nicht verstehen, die schrullige Verliebte wirkt wunderlich auf ihre Freunde.

Die Wesensmerkmale in diesen 49 Geschichten verhelfen dazu, mit dem Zuhörer, der an Demenz erkrankt ist, in einen Gedankenaustausch zu kommen – vorwiegend auf der emotionalen Ebene. Vielleicht erkennt man alte Bekannte, Verwandte, Nachbarn oder Kollegen wieder?

reinhardt
www.reinhardt-verlag.de

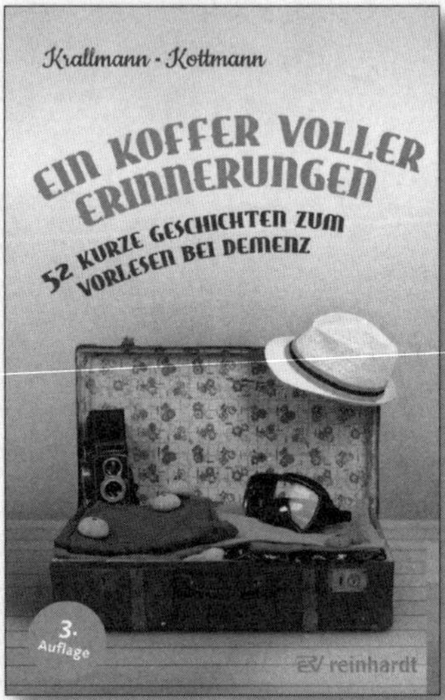

Krallmann · Kottmann
EIN KOFFER VOLLER ERINNERUNGEN
52 KURZE GESCHICHTEN ZUM VORLESEN BEI DEMENZ
3. Auflage
reinhardt

Mit Huhn und Eule auf Entdeckungsreise

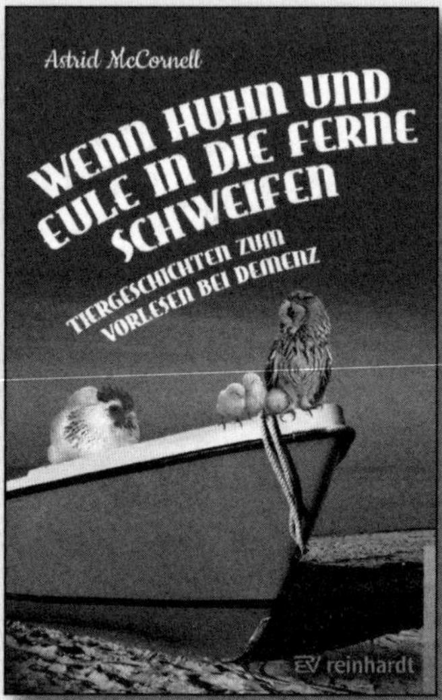

Astrid McCornell
Wenn Huhn und Eule in die Ferne schweifen
Tiergeschichten zum Vorlesen bei Demenz
2015. 118 Seiten.
(978-3-497-02507-7) kt

20 neue Tiergeschichten zum Vorlesen für an Demenz erkrankte Menschen richten den Blick auf verschiedene Kulturen und ihre Sitten: Ein Storchenpaar berichtet per Brief aus dem Winterdomizil in Afrika. Tiere aus Nord- und Südeuropa, mit fremden Ritualen und Religionen im Gepäck, treffen auf einheimische Bauernhofbewohner.

So werden verschiedenste Bräuche rund um Hochzeit, Geburt und Tod, Namensgebung sowie Fest- und Feiertage zusammengetragen. Familienzusammengehörigkeit, Sprachbarrieren und Gastfreundschaft finden ihren Platz ebenso wie Zahnschmerzen, Sommerhitze und Verschlafen.

Die humorvollen und anregenden Geschichten schaffen Nähe und Verständnis, laden mit biografieorientierten Fragen zum Erinnern ein und geben viele Anregungen für gemeinsame Unternehmungen.

reinhardt
www.reinhardt-verlag.de